U0309374

連用而是主兒飼本故六義

中医药古籍珍善本点校丛书

中华人民共和国科学技术部科技基础性工作专项资金项目

医药古籍与方志的文献整理（课题号：2009FY120300）

罗遗编

［清］陈廷铨 撰

郎 朗 点校

学苑出版社

图书在版编目（CIP）数据

罗遗编/（清）陈廷铨撰；郎朗点校. —北京：学苑出版社，2014.7

ISBN 978 - 7 - 5077 - 4525 - 2

Ⅰ.①罗… Ⅱ.①陈… ②郎… Ⅲ.①针灸学—中国—清代 Ⅳ.①R245

中国版本图书馆 CIP 数据核字（2014）第 103593 号

责任编辑：付国英　陈　辉
出版发行：学苑出版社
社　　址：北京市丰台区南方庄 2 号院 1 号楼
邮政编码：100079
网　　址：www.book001.com
电子信箱：xueyuanpress@163.com
销售电话：010-67675512、67678944、67601101（邮购）
经　　销：新华书店
印　刷　厂：北京市广内印刷厂
开本尺寸：890×1240　　　1/32
印　　张：4.25
字　　数：70.2 千字
版　　次：2014 年 10 月北京第 1 版
印　　次：2015 年 1 月北京第 2 次印刷
定　　价：18.00 元

敍

子禀質凡鈍頁八股文字外罕
所通曉每聞人言醫道則尤不
敢發一語盖此中實茫然匪直
曰生死之寄彼闚蟇鉅也乃者
丁君步韓持其戚友陳君隱庵

所著羅遺編屬子敍編內特詳
鍼灸法嘻醫理微鍼灸尤微矣
草木活命其術已驚人而況鍼
灸灸猶曰攻其外而鍼則直刺
入其內子聞之而愕言之而益
栗而獨傳古能之者若了不甚

診脈望色或可嘗試而斷非所
語於鍼也君幼攻舉子業比長
而究心岐黄而尤覃精畢慮於
鍼灸之法乃上溯軒轅下逮李
唐迄元明以来諸名家搜羅其
遺蘊凡幾寒暑而成書子固

異則何也坡公贈眼醫詩云鍼
頭如麥芒性命寄毛栗而子於
其間来注施鋒鏃此其術定有
神焉者矣大都醫者意也然醫
可用意而鍼豈意所能到經絡
之間差之豪芒患且立不測是

理之所存君殆深望人之即顯
以通微也其用心爲獨苦矣於
乎讀古人書掠其粕而遺其精
出而以箸生嘗試岋何異醫家
襲其膚而昧其裏而以性命嘗
試耶君其有恫於岋乎子讀是

不知醫者又何敢漫置一辭頎
細案編中如部位穴竅剖析分
寸自非專門不能洞其奥若其
所論苦欲補瀉察色脈候齡內
経之晦澀采嘉言之秘要則雖
未逆事於斯者亦可略領其意

醫之爲技逼乎神者也爲
業之別尤使機權於心而
利及于物相陰陽寒暑審
人脈絡臟腑程好弛入職腑而
洞見其臟疏狂投之以方
而不誤不爲良相必爲良醫

編又因以歎也
時乾隆二十有九年孟冬月望
日岣嶁曠畝本謹敘

識之於馮玉版相畀、書種疑
告後人由本懷點水征把朴
子孕抄金匱夢卷肘後方
尤稱意雲陸忠宣間有秘
方无乡自抄錄二子去百堂
以醫為業、而改之、乃此那

昔人死於張大甚論蓋鄭
重要言之矣雅然嘗草
之祝權與上古或云秦帝
以前識相付而子不傳以
謂醫垫去意匹意而解此不
能宣亥不傳不宣何意與

陳奯年歲誦讀徒蒙岐黃
沈掊寔索有浮于心而會
且神乃後以廿意與識所
刮去著之為書甲申夏賑
余於石鼓江亭烟柳間柚
字録羅遂編示余且別禅

且所僩辱呈癡痺為不仁
去點工平言仁点工于言醫寔
今不宣不傳而曰更意好是
孝識好些偶得一套則秘
惜為槐中物夾先自療痺
此簇日孝以济人字陳菴

經絡篇

清泉陳廷銓部曹訂

手足三陰三陽各主一脈共十二經運行營衛總貫百骸遺流無已凡一脈左右兩行手三陰之脈從臟而走至手手三陽之脈從手而走至頭足三陽之脈從頭下走至足足三陰之脈走入腹平人一呼脈行三寸一吸脈行三寸呼吸定息脈行六寸以呼吸計之一日一夜得一萬三千五伯息以脈計之一日一夜行八伯一十大而衛之行陽二十五度營之

猶不脣揣摹而擊領、豈為利賓多、其把柄之時浚邸貝陸宣之絃方研、甚畫抄衆衒家薈萃陵帳、則自叙甚詳、余郡不服論

以行安貲擘志可謂了矣閱其畫經緯分明恵為圖以掬之百頭衆竅瞭如指掌醫士浮是編以惠人臟腑厥狀以眎盡實表裡之宜以決藏石湯燉之用

乾隆二十九年重五前三日半霞林學易李于石鼓合江亭

《中医药古籍珍善本点校丛书》

编 委 会

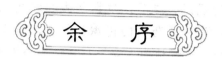

余 序

　　在当前弘扬中医药文化的历史时期，核心工作之一是收集、整理、研究历代中医药的典籍。在多种医著中，寓有儒、理、释、道和杂家等诸多论述，这无疑是极可珍视的优秀传统文化内容，《中医古籍珍善本点校丛书》的编纂，在古籍图书（包括若干优选的古抄本）的精选方面多所致意。整理者针对所选的每一种医著，撰写《导读》，提示该书的学术精粹，运用古今哲学思想，结合学术临床，指导读者阅习的重点，使该丛书在规范传承的基础上，具有更高的学术品味。

　　这套丛书的主编曹洪欣教授，是中医名家，曾在中国中医科学院担任院长，多年来一直从事学术与临床研究。他十分重视中国中医科学院图书馆收藏的中医药珍本、善本的整理与研究，并与相关专家合作有宏编刊行于世。

　　《中医古籍珍善本点校丛书》所选录的医籍只有符合"淹贯百家"、世传刊本少、学术临床独具特色的特点方能入编。同时，通过整理、研究和撰写《导读》，使读者从中选阅、借鉴，这是整理们对弘扬中医药文化所作出的积极贡献。

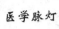

　　清代医家京师叶天士曾告诫后世学者：学习先贤的学术经验，不能"越规矩，弃绳墨"（见《叶选医衡》）。而古籍珍本善本的学术优势，就是它比较完整地保存了传统医药文化中的规矩、绳墨，后世学者通过精选、整理、研究古代医籍，为中医药学的传承、创新，指导读者阅习书中的学术精粹，更好地为大众医疗保健服务而有所贡献。

　　我毕生从事中医古籍、文献的学习与研究，力求与临床诊疗相融合。我很赞赏原人大副委员长许嘉璐先生在2013年北京国子监召开的"中医养生论坛"上说的一段话："中医药最全面、最系统、最具体、最切实地体现了中华文化"。《中医古籍珍善本点校丛书》的编辑出版，是对弘扬中华文化作出的新建树，故在泛览该丛书之余，感奋、欣喜，并乐为之序。

中国中医科学院

余瀛鳌

2014 年 9 月

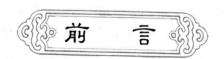

前 言

　　中医古籍是中医学术的重要载体，蕴涵着丰富的中医文献资料和宝贵的医学精华。几千年来，中医古籍在流传过程中，或因家传秘授、或因战火兵燹、或因乏资刊刻等原因而为世人罕见，部分古医籍甚至成为孤本或绝版，其中大量历代医家的学术经验未获充分发挥与运用，几近淹没。中医珍稀古籍不可再生，对其整理和研究是实现抢救性保护与发掘的重要手段，对于中医药学术传承和发扬具有重要意义。

　　六十年来来，党和政府高度重视中医药事业发展，陆续开展了多个中医古籍整理出版项目，取得很大成绩，但仍然有许多珍稀中医药古籍有待发掘和利用。针对中医药珍稀古籍濒危失传严重的现状，2009 年，国家科技部基础性工作专项基金资助了"中医药古籍与方志的文献整理"项目，旨在对中医古籍和方志文献中具有重大学术价值的中医文献予以整理和挖掘。

　　该项目研究中的一项重要内容，是以《中国中医古籍总目》为基础，参考其他相关书目资料，按照选书标准，选择 30 种未系统研究或整理、具有较高学术价值的珍本医书点校整理出版。这些珍稀中医古籍是从 200 种珍本医籍（均为稀有版本，仅存 1—2 部）中遴选而来，并通过实地调研、剖析内容、核实版本、详查书品，从学术价值、文献价值、版本价值、书品状况等方面进行综合评价，选择其中学术价值和文献价值较高者。除按照现行古籍整理方法予以标点、校对、注释外，为突出所选古籍学术特色和价值，由点校整理者在深入研究原著的基础上，对每一种古籍撰写导读，包括全书概述、作者简介、学术内容与特色、临床及使用价值等，对于读者阅读掌握全书，大有裨益。几易寒暑，书凡 30 余册，结集出版，名为《中医古籍珍善本点校丛书》，以飨读者。

本套丛书的出版，对于中医古籍的整理与研究仅仅是阶段性成果，通过项目培养团队和专业人才也是我们开展课题研究的初衷之一，希望此项工作为古医籍的研究和挖掘起到抛砖引玉的作用，以使中医学术薪火永续，为人类的健康和医疗卫生事业做出贡献。

限于水平，整理工作中难免有不足之处，敬祈同道指正。

中国中医科学院

曹洪欣

2014 年 9 月

《罗遗编》导读

《罗遗编》为针灸学著作，成书于清乾隆二十八年（1763 年），现存清乾隆二十八年刻本，1984 年中医古籍出版社据清乾隆二十八年刻本影印本[1]。现就其学术内容和文献价值概述于下。

1. 著者及成书

《罗遗编》全书分为三卷，著者陈廷铨，字隐莽，清代针灸家，清泉（属湖南衡阳）人。于乾隆二十八年（1763 年），搜罗古代针灸遗传，撰成《罗遗编》三卷，述经络要穴、针灸禁忌、内外各科疾病取穴治疗等。

陈氏幼攻举子业，比长而究心岐黄《内经》诸书，而尤殚精竭虑于针灸之法，沉搜置索，乃上溯轩辕，下逮李唐，迄元明以来诸名家，积有岁月，得心应手，因叹世之携兼囊抄，撮陈方以应世者，因辑古人之成说，搜罗其遗蕴，折衷诸家，有得于心而会其神，以生平所得力于岐黄经络，荟萃成帙，类成一编而梓，其名曰《罗遗编》。每脏每腑，经络分明，悉画为图以按之，百疑众穷，了如指掌，医者得是编以审人脏腑症结，以明虚实表里之宜，以诀针石汤熨之用。经络注解，各有妙意。细案编中，如部位穴窍，剖析分寸，自非专门不能洞其奥。若其所论，苦欲补泻，察色脉候，豁《内经》之晦涩，采嘉言之秘要，则虽未从事于斯者，亦可略领其意理之所存。

该书集数家遗蕴，合为一编，分为三卷，论述了经络及要穴、针灸禁忌、经腧穴部位、内外各科疾病针灸穴位处方等。卷上为经络篇，论经络、腧穴、针法及针灸禁忌，多括以歌诀；卷中以图为主，含十四经脉图、经穴部位、内景图等；卷下为内外、妇儿等各科疾病的针灸取穴治疗及五运六气理论等。该书采各家经络穴道注解，内容多出自《内经》、《难经》、《类经》、《针灸大全》、《医门法律》等诸家有关专著，间附按语，论其要旨，发其隐微。

2. 学术特色

《罗遗编》一书作者究心岐黄之学，而尤重针灸，自序言"余谓三者之中，又惟针灸为最"，因感其神奥，经年劳心，"以景岳先生《内经》为主，数先生《内经》为照"，著成此书。全书分为三卷，分述经络、腧穴、禁忌、治疗及五运六气理论等，有歌诀18首、图25幅、各科136种疾病的针灸治疗。行文流畅，言简意赅，常以歌诀概括言之，各加按语，引诸家之言，成其之说。书中虽然没有对某一方面进行深入的探讨，但将与之相关的基本问题包罗近全，深合罗遗之旨，尤其适合初学针灸者。该书的主要特点如下。

集数家《内经》遗蕴，内容精简

全书三卷，所集数家遗蕴，都宗《内经》之言，每节完毕按语，常先以《内经》言之，后多以嘉言先生比之，正如序言所言"豁《内经》之晦涩，采嘉言之秘要"。而所取歌诀、治疗等多出自《类经》，其自言"然其用意，以景岳先生《内经》为主，数先生《内经》为照"，显然其折衷诸家，都以《内经》为本，诸家亦为就《内经》而阐发其理的诸家，可见是将关于《内经》中针灸理论的各家学说集为一书，而尤以景岳为主，又参嘉言。该书内容精简，论经络、穴位等都为歌诀配以按语，卷下论治疗所载内容经过挑选而未全录，末言五运六气不足千字而概之。

选穴贵精，重视灸法

作者认为针灸治疗选穴贵精，善用穴者，用一二穴即可治疗疾病，并有神效。卷下论述针灸治疗时，列举了扁鹊、华佗等医家以一二穴而治疗急危之病，并有神效的例子，以证"是皆取一二穴用即通神者也"，强调"若仍以多为贵，则开卷茫如，似是而非，穴之不真，针灸何益，必识此意，乃知古之为高医者，不在穴之妙用无穷，而在善用穴之妙用无穷也"。书中对于治疗选穴内容多为《类经》原文，而所选条目选穴亦较精简，大多不多于7个，而尤有针对，如治臌胀有"章门，石水"、"解溪，虚肿"等言。

从全书所罗遗蕴内容可以看出，作者对灸法更为重视。

卷上奇俞穴论，收集经外奇穴84个，论及治疗之时，多举有灸疗方法。卷下对各种疾病的治疗，多列举有灸治方法，而且叙述详尽，如便血一条"中脘、气海，此二穴，灸脱血色白，脉虚弱，手足冷，饮食少思，强食亦呕，宜灸之，其效如神。凡大便下血，诸治不效者，但于脊骨中与脐平，按之痠疼者是穴，方可灸之，七壮即止，即至再发，再灸七壮，永可除根，至于吐血，衄血，一切血病，经灸永不再发"；又如"炷如麦粒"、"灸毕用膏贴之，艾炷如指大，长五六分许"等。且不乏"灸之大良"、"灸……立愈"等语。

"五义概念"

肖少卿《中国针灸学史》一书中认为《罗遗编》作者陈廷铨提出了"体金"、"劲直木"、"流如水"、"气象火"、"填象土"的五义概念，别有新意。[2]

3. 结语

综上可见，陈氏究心岐黄，尤重针灸，沉搜置索诸家，将其所得遗蕴之精编为此书，以便嘉惠后学。由序言可见，作者完成此书后先在亲友间传阅，后梓以行世。现存此本中并无太多藏书章，且多为近现代藏书章，由此可见该书可能未经太多辗转，因此保存较好。希望通过此次整理出版，能够借昔人之书，促今人之学。

此外，该书篇首有序言5篇，多为亲友所做。而其中第一篇为旷敏本所做，旷敏本（1699—1782），字鲁之，衡山（今属湖南）人。旷氏为清乾隆元年（1736年）进士，选庶吉士。未授职归，不复出，以经学教授里中。为岳麓山长较久，学者称峋嵝先生。[3]

参考文献

[1] 薛清录主编. 中国中医古籍总目 ［M］. 上海市：上海辞书出版社，2007：163

[2] 肖少卿主编. 中国针灸学史 ［M］. 银川市：宁夏人民出版社，1997：459

[3] 一方编著. 至盛岳麓 ［M］. 北京市：中国档案出版社，2006：72

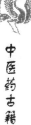

点校说明

　　《罗遗编》为清代陈廷铨著，成书于清乾隆二十八年（1763 年）。全书共三卷，内容包括经络、腧穴、针法、禁忌、十四经脉图、经穴部位、内外科疾病的针灸取穴及五运六气等，取材于前人经验资料，内容精简，对初学者尤为适用。

　　一、本书以清乾隆二十八年癸未（1763 年）刻本为底本。因该书内容多取自《类经》、《针灸大全》、《医门法律》等书，故以人民卫生出版社 1965 年据金间童涌泉刻本校勘重排本《类经》、《类经图翼》，1987 年据明正统己未年三多斋刻本标读及校勘本《针灸大全》，上海卫生出版社 1957 年版《医门法律》，中国中医药出版社 1995 年版《医学入门》为他校本。

　　二、本书整理内容包括原文标读及校勘。以本校为主，参以他校。

　　三、原书目录与正文有不符处，据正文改，有缺漏予以补入。

　　四、原书中明显错字、别字者，径改，不作校记。

　　五、原书中繁体字改为现行简体通用字；异体字改为

1

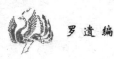

正字，如"旹"改为"时"；通假字第一次出现时，予注释，后文不再注释；另书中"藏府"用字保留。

五、原书与校本不一致处，不做改动，出校记说明。

六、原书中"左"、"右"，改为横排后换作"上"、"下"，又有"上"、"下"，换为"前"、"后"，均径改。

七、书中插图，均源自底本原图。图中繁体字较多者，均改为简体字。

八、原书有部分残缺，缺失部分文字以"□"代替，另据上下文在"□"内补充了部分文字。

点校者

目　录

---

① 俞,现用"输"。

② 写,通"泻"。

中医药古籍珍善本

中医药古籍珍善本

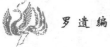

叙　一

　　予禀质凡钝，自八股文字外，罕所通晓。每闻人言医道，则尤不敢发一语，盖此中实茫然，匪直曰生死之寄，攸关綦巨也。乃者丁君步韩，持其戚友陈君隐庵所著《罗遗编》属①予叙，编内特详针灸法。嘻！医理微，针灸尤微矣。草木活命，其术已惊人，而况针灸。灸犹曰攻其外，而针则直刺入其内。予闻之而愕，言之而益栗②，而独传古能之者，若了不甚异，则何也。坡公赠眼医诗③云"针头如麦芒，性命寄毛粟，而子于其间，来往施锋镞"，此其术定有神焉者矣。大都医者意也。然医可用意，而针岂意所能到。经络之间，差之豪芒，患且立不测。是诊脉望色，或可尝试，而断非所语于针也。君幼攻举子业，比长而究心岐黄，而尤覃精毕虑于针灸之法，乃上溯轩辕，下逮李唐，迄元明以来诸名家，搜罗其遗蕴，凡几历寒暑而成书。予固不知医者，又何敢漫置一辞。顾细案编中，如部位穴窍，剖析分寸，自非专门不能洞其奥。若其所论，苦欲补泻，

---

① 属：通"嘱"。委托，交付。
② 栗：战栗，发抖。
③ 坡公赠眼医诗：为苏轼《赠眼医王彦若》。

察色脉候，豁《内经》之晦涩，采嘉言之秘要，则虽未从事于斯者，亦可略领其意理之所存，君殆深望人之即显以通微也，其用心为独苦矣。於乎①！读古人书，掠其粕而遗其精，出而以苍生尝试，此何异医家袭其肤而昧其里，而以性命尝试耶，君其有恫于此乎。予读是编，又因以叹也。

　　时乾隆二十有九年孟冬月望日峋嵝旷敏本②谨叙

---

① 於乎：同"呜呼"。
② 旷敏本：字鲁之，晚年自号峋嵝，清代湖南衡山县人。

叙 二

医之为技，通乎神者也。为业之则必使机应于心，而利及于世。相阴阳寒暑，审人脉络腠理，如视入脏腑，而洞见其症结，然后投之以方而不误。不为良相，必为良医。昔人非故张大其论，盖郑重乎言之矣。虽然尝草之说，权舆上古，或云黄帝以前，识相付而文不传，以谓医者意也，意所解，口不能宣，夫不传不宣，何意与识之能凭。玉版桐君，书经疑出后人，由来傥亦非诬，抱朴子手抄《金匮》万卷，《肘后方》尤称急要，陆忠宣①闻有秘方，必手自抄录，二子者亦尝以医为业，而孜孜若此耶。且所谓手足痿痹为不仁者，亦工于言仁，亦工于言医矣。今不宣不传，而曰吾意如是，吾识为是，偶得一书，则秘惜为枕中物，夫先自痿痹也，犹曰吾以活人乎。隐庵陈君，早岁诵读，徒业岐黄，沉搜置索，有得于心而会其神，乃后以其意与识所到者，著之为书。甲申夏晤余于石鼓江亭烟树间，袖手录《罗遗编》示余，且锓梓以行世，其志可谓足矣。阅其书，经络分明，悉为图以按之，百疑众穷，了如指掌。

---

① 陆忠宣：陆贽，字敬舆，唐代政治家、文学家。贞元十一年春贬忠州别驾，因当地气候恶劣，疾疫流行，遂编录《陆氏集验方》50卷。

医者得是编以审人脏腑症结，以明虚实表里之宜，以诀针石汤熨之用，虽不啻振裘而挈领，其为利实多。其抱朴之《肘后》耶，其陆宣之秘方耶。其书折衷诸家，荟萃成帙，则自叙甚详，余故不暇论。

　　乾隆二十九年重五前三日半霞林学易书于石鼓合江亭

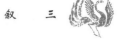

叙　三

　　世之有疲癃残疾，良相之责，亦良医之责也。昔贤谓不能为相，亦当为良医，岂非以造天下人之命者在相，而造一人之命者在医乎。吾谓相之良者能造一世之命，医之良者能造万世人之命。盖一方有良医，天下师其术者，既利赖之矣，转转相承，历之数十世，世而无不利赖之。此其功不小于相，而且永于相。

　　陈君部曹，余姻友也。少攻帖括，壮而究心《内经》诸书，积有岁月，得心应手。因叹世之携药囊抄撮陈方以应世者，问其某病发于何经，某经能为何病，某经之支分若何，总会何若，茫无以应，若是法草菅人命耳。陈君痛之，因辑古人之成说，抒揭启之心灵。每脏每腑，经络节腠，各绘为图，图各有注。如禹治水，导河积石，而龙门，而逆河，以放乎海，原委毕举。又如庖丁批却导窾，奏刀䚦然，合于桑林之舞，乃中经首之会，使阅者心目了然，洞视症结，由是而按脉治病，因症下药。扼要争奇，陈君之书有焉，虽然抑视用之者何如耳。古之称良相者，莫若周公。公所著《周礼》一书，紫阳称其编布精密，直是非圣人不能作，使后之人率由不忒，又岂徒利在一世哉。乃安石窃之，致以乱宋。然则读陈君此编者，亦在善其术而用之。良相与良医，均谓之利在天下也可，谓之利在万世也可。余故乐为之序，使知一介之士，苟存心于爱物，于物必有所济，于陈君是编益信。

时乾隆二十九年岁次甲申孟秋上澣①年家姻弟丁希文醒斋氏拜手并书

---

① 上澣：指农历每月上旬的休息日或泛指上旬。

叙　四

　　时癸未秋，吾兄以生平所得力于岐黄经络，类成一编而梓，其名曰罗遗，顾为弟鉴曰：子其知我，其为我序，然甚勿有所称述。弟为志，曩昔领之殊粗，今日求之颇精，以明证当世之览吾编者。鉴既承命，爰拜手而书于后曰，吾兄自少习医，旁搜远绍，作骨在《内经》诸公，而时出入乎仲景诸大家，以臻其胜，故其观形察色，课虚论实，虽起古人，无有异者，近尤有进焉。盖经络者，人之所赖以营卫乎周身者也，而其分寸部位，实散见于群书，世每不乏迂疏失之。独兄蹑天根，探月窟，务必研究精考核详。尝一病在手，辄阐发其理，如风雨骤至，震动烟云，殆少定而视焉，乾端坤倪，呈露轩豁，勾萌甲坼，含笑欲语。呜呼！此岂非吾兄道蕴于中，始能冲口而出者与。弟尝怪世之业医者，动取古人书集，聊记数法，辄自号为明医，而究于经络最要处，何曾留心一二。兄于此每不能无憾，又未尝不重惜精神之费乎此，而人之真能知者鲜也。然信道笃而自知明，人之不知，于兄何损。兄当远涵养咀嚼，以俟后此之有进者，当复何如。而弟即现在之分经辨络，不留遗蕴，于岐黄亦未必不无小补云。

**　　时乾隆癸未季秋月中浣之吉胞弟鉴谨撰并书**

自　序

　　夫人者生也，医者卫生也。卫生之书，古之神圣贤明，
递代杰出，阐发精微，亦靡所遗失矣，又何有不详且尽，
以为余之罗遗者哉。间尝读医书中，有曰医者必通三世之
书，其一黄帝针灸，其二神农本草，其三岐伯脉诀。脉诀
察证，本草辨药，针灸祛疾，非是三者，不足以言医。然
余谓三者之中，又惟针灸为最，何也？天之风寒暑湿燥火，
无形之气，每常从络入经，人之气血痰饮积聚，有形之物，
每常由经滞络。所以自昔黄帝得闻九针于岐伯，审本末，
察寒热，知邪所在，万刺不殆。然而刺法无传，医不知有
砭射以决去其络中之邪者，盖自汉代仲景而后，即早已叹
为失其传矣。然又曰医者不熟十二经络，开口动手便错。
诚见夫审病在某经，其经通某络，虽不能神针法灸，一旦
成功，而用药之际，亦可知从阴引阳，从阳引阴，不致经
盛入络，络盛返经，功效羁迟，而留连而不已也。奈经络
穴道，名数繁多，旁正杂出，亦未易晓，即明者犹为所混，
况昧者乎。夫以从来畏难之事，本非神圣不足与此，然而
其人不存，并其文亦不存，则云难，诚难也。若其人不存，
存之以其书，好学深思者，亦当因遗文以究其意，况又有

历来大医注解，恳切详明，令人切向往于不衰哉。但经络注解，各有妙意，比而观之，美不胜收，目留心日久，颇费苦心，集数家遗蕴，而合为一编。然其用意，以景岳先生《内经》为主，数先生《内经》为照。如《标幽赋》中，有曰取五穴，用一穴而必端，取三经，用一经而可正，则其经穴之情，自无所逃遁矣。虽曰刺法一道，久叹无传，然犹得于将失未失之际，赖数先生寸衡铢称，抉髓抡精，充遗文未竟之旨，启针灸便易之门，士生千载而下，亦可以考方策而知轩岐不传之传，犹传在人间也。余附业岐黄，历有年所，不敢以医自许，而又不敢以医自外。虽疲精瘁神，略述遗蕴，此外奥衍宏深，未能尽罗。盖久矣，心之所好，学之所宗，生平之所瘄痳，窃于是愿求心得焉。群居饱食之余，或可以愧小慧而胜犹贤也乎。倘小道之可观，而亦云有可采取，是又有望于知己者。

时乾隆癸未岁季秋月隐荮陈廷铨自序并书于南膴书舍

并 序

经络自岐黄以来，如日月之昭明，星辰之灿著，标万古而尝新者也。故人而不学医则已，知学医而不知经络者无益，知经络而不知经络之分寸主治者，亦无益也。盖人身内而藏府，外而络脉，两相输应，以一贯之者也。故尔官骸载道，意气辅行，机关赖以通利，动中出于自然。否则不内被七情干乎藏府，即外被六淫伤乎络脉，则由卫而营，络脉伤及乎大经，外显形容枯槁者有之；由营而卫，大经连及乎络脉，内显魂魄丧败者有之。其见病也，或为表虚里虚，或为表实里实。良医能因病审症，因症议药，俾营卫两不偏胜，庶经络自然调匀。若夫藏府之气血不达乎络脉，络脉之气血不根乎藏府，是谓阴阳相失，精气不交，则厥脱仆倒等症，悉由乎此。由是推之，人身营卫经络，其关系乎病机之浅深者，可胜道哉。如日知亦可，不知之亦可，则一倡百和，终成为不传之绝学，毋怪乎童而习之，白首不得也。抑知今日之分经辨络，异日之穷神达化。古人之所以瘅精瘁神，举此为先务者，岂细故耶。呜呼！此余之所以自少至壮，而矻矻于大经小络之辨者，实求无诬，而惜乎不能起古人以遥质之也。

罗遗编卷之上

经络篇

清泉陈廷铨部曹订

　　手足三阴三阳，各主一脉，共十二经，通行营卫，总贯百骸，周流无已。凡一脉左右两行，手三阴之脉，从脏而走至手，手三阳之脉，从手而走至头，足三阳之脉，从头下走至足，足三阴之脉，从足走入腹。平人一呼，脉行三寸，一吸脉行三寸，呼吸定息，脉行六寸。以呼吸计之，一日一夜，得一万三千五百息。以脉计之，一日一夜，行八百一十丈。而卫之行阳二十五度，营之行阴二十五度，共五十度，出入阴阳，参交互注。二刻为一度，五十适当百刻，而星复旧处为一晬①，又明日平旦寅时，仍复会于手太阴矣，昼夜流行，与天同度。

歌 三 首

　　肺注大肠胃注脾，心注小肠膀胱肾，心主三焦次第逢，

────────────

　　① 晬（zuì）：一昼夜。

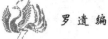
胆肝相继又传肺。

多血多气君须记，大肠手经足经胃。少血多气有六经，三焦胆肾心脾肺。多血少气心包络，膀胱小肠肝所异。①

甲胆乙肝丙小肠，丁心戊胃己脾乡，庚属大肠辛属肺，壬属膀胱癸肾藏，三焦阳府须归丙，包络从阴丁火旁。

此歌诸府配阳，诸脏配阴。

此歌旧云三焦亦向壬中寄，包络同归入癸方，虽三焦为决渎，犹可言壬，而包络附心主，安得云癸，且二经历络，皆相火也。经景岳先生改正，出《图翼》三卷中。

脉有长短②

手足三阴三阳，脉有长短之异。手三阴长三尺五寸，手三阳长五尺。足三阴长六尺五寸，足三阳长八尺。阳跷阴跷，长七尺五寸。督脉任脉，长四尺五寸。故云脉长一十六丈二尺也③。

铨 按手足三阴三阳，算得该一十三丈八尺也④。而阳跷、阴跷、督脉、任脉，奇经八脉也，此四脉可算，则八脉亦皆可算也。嘉言先生云⑤"阳跷阴跷，一循外踝，一循内踝，并行而斗其捷"。既云并行，当是左右两行矣，若云

---

① 经脉气血多少歌，明徐凤《针灸大全》为"多气多血经须记，大肠手经足经胃。少血多气有六经，三焦胆肾心脾肺。多血少气心包络，膀胱小肠肝所异"。

② 据目录补入标题。

③ 脉长一十六丈二尺：$(3.5+5+6.5+8) \times 6+(7.5+4.5) \times 2=162$ 尺

④ 该一十三丈八尺也：$(3.5+5+6.5+8) \times 6=138$ 尺

⑤ 嘉言先生：指喻昌，字嘉言，为明代医家，语出喻昌《医门法律·一明络脉之法》。

左右两行，又不止二七得一丈四，二五得一尺矣。审若是，则又有乖于一十六丈二尺之数矣。细按不能无疑，历来注解亦未能畅发其所以举此四脉之故，不然岐伯岂漫无深意存焉者哉。

十二经脉起止歌

经始太阴而厥阴最后，穴先中府而终则期门。原夫肺脉，胸中始生，出腋下而行于少商，络食指而接乎阳明。大肠起自商阳，终迎香于鼻外。胃历承泣而降，寻厉兑于足经。脾自足之隐白，趋大包于腋下。心由极泉而生，注小指之少冲。小肠兮起端于少泽，维肩后上络乎听宫。膀胱穴自睛明，出至阴于足外。肾以涌泉发脉，通俞府于前胸。心包起乳后之天池，络中冲于手中指。三焦始名指之外侧，从关冲而丝竹空。胆从瞳子髎穴，连窍阴于足之四指。肝因大敦而上，至期门而复于太阴肺经。

周身经络部位歌并分明十四经大络义①

脉络周身十四经，六经表里督和任。阴阳手足经皆六，督总诸阳任总阴。诸阳行外阴行里，四肢腹背皆如此。督由脊骨过龈交，脐腹中行任脉是。足太阳经小指藏，从跟入腘会尻旁，上行夹脊行分四，前系睛明脉最长。少阳四指端前起，外踝阳关环跳里，从胁贯肩行曲鬓，耳前耳后

---

① 并分明十四经大络义：据目录补入。

连眦尾。大指次指足阳明，三里天枢贯乳行，腹第三行通上齿，环唇侠①鼻目颧迎。足有三阴行内廉，厥中少后太交前。肾出足心从内踝，侠任胸腹上廉泉。太厥两阴皆足拇，内侧外侧非相连。太阴内侧冲门去，腹四行兮挨次编。厥阴毛际循阴器，斜络期门乳肋间。手外三阳谁在上，阳明食指肩髃向，颊中钻入下牙床，相逢鼻外迎香傍。三焦名指阳明后，贴耳周回眉竹凑。太阳小指下行低，肩后盘旋耳颧遘。还有三阴行臂内，太阴大指肩前配，厥从中指腋连胸，极泉小内心经位。手足三阳俱上头，三阴穴止乳胸游②。经脉从来皆直行，络脉本部络他经。经凡十四络十四③，请君切记须分明④。

铨　按正经十二，何以歌云十四，且独举奇经中之任督二脉，而不举冲、带、阳跷、阴跷、阳维、阴维六脉也，然而有义存焉。夫此六脉者，在十二经脉之中，循环无端，时与某经会于此处，时与某经会于彼处。《内经》不过言冲脉直冲于胸中，侠脐上行；带脉横束于腰际，起于季胁；阳跷起于足根外踝；阴跷起于足跟内踝；阳维起于诸阳之会，以维其阳；阴维起于诸阴之交，以维其阴。数语发原而已，至行度则未尝凿凿言之，非比十二经脉走止显然不相混同也。而督任二脉，与十二经脉相似，一由会阴而行背，有二十八穴可考，一由会阴而行腹，有二十四穴可推。故得与十二经脉，俱绘诸图形，观者便可依汇而取，按象

---

① 侠：通"夹"。
② 《类经图翼》此句后有"唯有厥阴由颡后，上巅会督下任流"一句。
③ 《类经图翼》该句为"经凡十四络十六"。
④ 《类经图翼》此句后有"十六络者，自十五络之外，复有胃之大络名曰虚里也"。

以求。故云经凡十四，岂云十二经外，可增二经，更可扯入督任二经在内也哉。

再按① 大络之义，其说不一，当以经旨为正，则万无一失矣。《难经》以阳跷、阴跷、脾之大络为十五络，遗失《内经》胃之大络，名曰虚里，贯膈络肺，出左乳下。吃紧一段，又有以任之屏翳②，督之长强，并脾之大包，胃之虚里，为十六络 。此说不遗失《内经》胃之大络，名曰虚里，似乎有理。然而以阳跷、阴跷可为二大络，则阳维、阴维亦可言二大络矣，以任脉、督脉可为二大络，则冲脉、带脉亦可言二大络矣。若然，则奇经八脉为八大络，不并十二络，外有八大络，共为二十络乎。十五络者为是，十六络者亦不得为非也，十六络者为不是，十五络者亦不得为是矣。嘉言先生又云：脾之大包，胃之虚里，此二大络，确不可易，但以阳跷、阴跷为二大络，则不可也，当是共指奇经为一大络也。其曰：脾之大络，由脾外横贯胁腹，统络诸络脉于中，胃之大络，由胃下直贯膈肓，统络诸络脉于上，更有奇经之一大络，由奇经环贯诸经之络于周身上下，盖十二络以络其经，三大络以络其络也。先生独出手眼，才识过人。然而考之《内经》，只有脾之大络名曰大包，胃之大络名曰虚里，至奇经之一大络，则未见名目，恐先生创说也。在《内经》只有脾胃二大络，何得生出许多议论，经旨其可乖乎。至任脉原名屏翳，督脉原名长强，亦不得扯入络名。任督二脉有原，亦犹十二经中各有一原

---

① 此段按语作者就《医门法律·一明络脉之法》内相关内容进行阐发。
② 屏翳：经穴别名。出《针灸甲乙经》，即会阴。

名等耳。如肺原太渊，大肠原合骨①，心原神门，小肠原腕骨，脾原太白，胃原冲阳，肝原太冲，胆原丘墟，肾原太溪，膀胱原京骨，三焦原阳池，包络原大陵之类。络之名目，且不可扯，况大络名目乎。

奇经八脉歌一首

正经经外是奇经，八脉分司各有名。后督前任皆在内，冲由毛际肾同行。阳跷跟外膀胱别，阴起跟前随少阴。阳维只络诸阳脉，何谓阴维为络阴。带脉围腰如束带，不由常度曰奇经。

奇经八脉并分明十四经图义②

任脉由会阴而行腹，直上咽喉承浆穴止，阴脉之海，生养之原，凡二十四穴。任脉为病，苦少腹绕脐下引横骨阴中切痛，男子则内结七疝，女子则带下瘕聚。妇人有余于气，不足于血，以其月事数下，任冲并伤，故脉不营于口唇，而髭须③不生。

督脉由会阴而行背，自长强循脊，上行贯顶，由鼻至龈交止，阳脉之海，凡二十八穴。督脉为病，苦腰背膝寒，大人颠，小儿痫，又云从少腹上冲心而痛引前后为冲疝，与冲脉同，其女子不孕，癃痔遗溺嗌干。男子循茎下至篡④，与

---

① 合骨：即合谷。
② 并分明十四经图义：据目录补入。
③ 髭须：指嘴上边的胡子。
④ 篡：人体部位名，与"会阴穴"部位相当。

女子等。人身中之督脉任脉，犹天地之子午也。

冲脉者，五脏六腑之海也。与任脉皆起于胞中，又与督脉同起于会阴。《骨空论》曰：冲脉者，起于气街，并足少阴经。其在腹也，由横骨而行乎幽门，凡二十二穴。冲脉直冲于胸中，侠脐上行，至胸而散。冲脉为病，苦少腹痛上抢心，有疝瘕，令人逆气里急。

按 由横骨而行乎幽门，少阴肾脉也，侠脐左右五分而上行也。又按气街，阳明胃脉也，侠脐左右二寸而上行也。是冲脉并足少阴肾，又并足阳明经也，明矣。

带脉起于季胁下一寸八分，在足少阳经，与足少阳会于维道，回绕于身，总束诸脉，凡四穴。带脉为病，女子苦月水不来，阴僻寒，令人无子，男子苦少腹拘急，或失精也，一云苦腹满，腰溶溶①若坐井中。

阳跷起于足跟中，循外踝上行，所发之穴，生于申脉，以附阳为郄，本于仆参。与足少阳会于居髎，又与手阳明会于肩髃及巨骨，又与手足太阳、阳维会于臑俞，又与手足阳明会于地仓、巨髎，又与任脉、足阳明会于承泣，又与手足太阳、足阳明、阴跷会于睛明，凡二十二穴。阳跷为病，阴缓而阳急，邪客令人目痛，从内眦始，一云阳急而病则奔狂。

阴跷亦起于足跟中，循内踝上行，生在照海，以交信为郄，直上循阴股，入阴，上循胸里，入缺盆，上出人迎之前，入顺②，属目内眦，合于太阳、阳跷而上行。女子以之为经，男子以之为络。阴跷为病，阳缓而阴急，一云阴

---

① 溶溶：此处形容畏寒状。

② 顺：人体部位名，即颧骨。

急而病则足直。

按　循胸里，入缺盆，上出人迎之前，入颃，是与足阳明会行者，而足阳明又与冲脉会行，故《二十八难》又曰：阴跷，至咽喉，交贯冲脉。

阳维者，起于诸阳之会也。若阳不能维，则溶溶①不能自收持。其脉气所发，别于金门，以阳交为郄。与手足太阳及跷脉会于臑俞，又与手足少阳会于天髎，又会于肩井。其在头也，与足少阳会于阳白，上于本神及临泣，上至正营，循于脑空，下至风池，其与督脉会，则在风府及哑门，凡二十四穴。《难经》曰："阳维为病，苦寒热。"

阴维者，起于诸阴之交也。若阴不能维，则怅然失志。其脉气所发，阴维之郄，名曰筑宾。与足太阴会于腹哀、大横，又与足太阴、厥阴会于府舍、期门，与任脉会于天突、廉泉，凡十二穴。《难经》曰："阴维为病，苦心疼。"

问奇经之病，亦关营卫否。嘉言曰：奇经所主，虽不同正经之病，其关于营卫则一也。如阴不能维于阴，怅然失志者，营气弱也。阴维为病，苦心疼者，邪入营而主血也。阳不能维于阳，溶溶不能自收持者，卫气衰也。阳维为病，苦寒热者，邪入卫而主气也。阴跷为病，阳缓而阴急，阳病而阴不病也 。阳跷为病，阴缓而阳急，阴病而阳不病也。此等病多于正病中兼见之，惟识其为营卫之所受，则了无疑惑矣。盖人身一气周流，无往不贯。十二经脉有营卫，奇经八脉亦有营卫，奇经附属于正经界中者，

---

① 溶溶：此处形容缓慢无力。

得以同时并注也。推之冲脉之纵行也，带脉之横行也，任脉之前行也，督脉之后行也，孰非一气之所流行耶。一气流行，即得分阴分阳矣，然则营卫之义，亦何往而不贯也哉①。

按 奇经八脉，除任督二脉之外，既云《内经》未尝言其行度。而此又云冲脉有二十二穴，带脉有四穴，阳跷有二十二穴，阳维有二十四穴，阴维有十二穴者何也。不知此乃言其会合之行度，而非似任督二经之各自成其一经之行度也。所以《内经》未尝说破，前贤未便绘图，以六脉不过附属于正经界中，得以同时并注也。故算穴亦只算十四经，得六百六十穴，绘图亦只绘十四经，而此六脉不与焉。

藏府募俞穴

募乃肉间膜系，藏气结聚之所，故曰募。俞，《扁鹊传》作输，犹委输之输，言藏气之所输也。募皆在腹，俞皆在背，故《难经》曰：募在阴，俞在阳也。

中府，肺之募，在本经。巨阙，心包募，在任脉。章门，脾之募，在足厥阴。期门，肝之募，在本经。京门，肾之募，在足少阳。天枢，大肠募，在足阳明。关元，小肠募，在任脉。中脘，胃之募，在任脉。日月，胆之募，在本经。中极，膀胱募，在任脉。石门，三焦募，在任脉。

---

① 此一段语出《医门法律·一明营卫之法》。

按 手少阴心经无募，只有十一募也。

肺俞三椎下，心俞五椎下，脾俞十一椎下，肝俞九椎下，肾俞十四椎下，厥阴俞四椎下心包，膈俞七椎下，胆俞十椎下，胃俞十二椎下，大肠俞十六椎下，小肠俞十八椎下，膀胱俞十九椎下，三焦俞十三椎下，中膂俞二十椎下，白环俞二十一椎下。

按 背俞，五藏俱有，六府俱全，外多有膈俞、中膂俞、白环俞，共有十五俞也。

八 会 穴

中脘，任脉穴，太仓也。六府取禀于胃，故曰府会。

章门，足厥阴穴，脾之募也。五藏皆禀于脾，故曰藏会。

阳陵泉，足少阳之筋结于此。肝主筋，胆为之合，故曰筋会。

悬钟，足少阳穴，诸髓皆属于骨，故曰髓会。人能健步，以髓会绝骨也。一云枕骨穴，在足太阳经，以脑为髓海，在脑后也。

膈俞，足太阳穴，谷气由膈达于上焦，化精微为血之处，故曰血会。

大椎，督脉穴，肩脊之骨会于此。肩能任重，以骨会于大椎也，故曰骨会。

太渊，手太阴穴，平旦脉会于此，故曰寸口为脉之大会。

膻中，任脉穴，此三焦宗气所居，是为上气海，故曰气会。

九　门

飞门，唇也。户门，齿也。吸门，厌会也。贲门，胃之上口也。幽门，太仓下口也。阑门，小肠下口也。魄门，肛门也。命门，精血之门，居前阴中。气门，溲溺之门，居前阴中，由气化而出故名。

同　名　穴

头临泣，足少阳。足临泣，足少阳。腹通谷，足少阴。足通谷，足太阳。手三里，手阳明。足三里，足阳明。头窍阴，足少阳。足窍阴，足少阳。背阳关，督脉。足阳关，足少阳。

井荥俞经合①

井荥俞经合，每经各得五穴，以应五行。

夫人身经脉，犹水行地中。井者，若水之源始出也。流之尚微者，谓之荥。水上流下注，而流之不息者，谓之俞。水流过者，谓之经。经过于此，乃入藏府，与众经会者，谓之合。《素问》云：六经为川，肠胃为海是也。②

---

① 据目录补入标题。井、荥、俞、经、合称为五输穴，现其中俞穴均写为输穴。

② 此一段语出明·李梴《医学入门·卷一》。

中医药古籍珍善本

歌十二首

手大指内太阴肺，少商为井荥鱼际，太渊之穴号俞原，经渠为经尺泽合。

次指阳明曰大肠，商井二荥三俞详，合原肠经依穴取，曲池为合正相当。_{商阳、二间、三间、合骨、阳溪}

手小指内少阴心，少冲少府井荥寻，神门俞穴为原穴，灵道为经少海合。

手小指外属小肠，少泽为井前谷荥，后溪腕骨是俞原，阳谷为经少海①合。

足大指内太阴脾，井荥隐白大都推，太白俞原商丘经，阴陵泉合要须知。

大指次指阳明胃，厉兑为井内庭荥，陷谷为俞冲阳原，解溪为经三里合。

足大指端厥阴肝，大敦为井荥行间，太冲俞原都为是，经在中封合曲泉。

足第四指少阳经，窍阴为井侠溪荥，俞原临泣丘墟穴，阳辅为经阳陵合。_{阳陵泉}

足掌心中少阴肾，涌泉为井然谷荥，太溪为俞又为原，复溜为经阴谷合。

足小指外属膀胱，至阴通谷井荥当，束骨为俞京骨原，昆仑经合委中央。

中指厥阴心包络，冲井掌中劳荥索，大陵为俞本是原，

---

① 少海：应为小海。

间使为经曲泽合。_{中冲、劳宫}

无名指外是三焦，关冲为井液门荣，俞原中渚阳池取，经合支沟天井求。

按 脐下肾间动气者，十二经之根本也，亦曰原。十二经中皆以俞为原者，以三焦阳气通行诸经也。大抵五藏六府有病者取其原，藏病针俞，府病针合。井穴肌肉浅薄，多不宜针，故《内经》中每言荣俞。如刺大陵穴者，是泻相火小心之原也之类。

十二络名

肺络列缺，心络通里，脾络公孙，肝络蠡沟，肾络大钟。大肠络偏历，小肠络支正，胃络丰隆，胆络光明，膀胱络飞扬，包络内关，三焦络外关。

按 十二经各有一络，共十二络。合之脾之大络，胃之大络，共十四络也。络在外而经在内，故嘉言先生曰：络者，兜络之义，即十二经之外城也；大络者，又外城之通界，皇华出入之总途也。①

针法迎随补写诀②

铨 按针法，理最玄微，非得至人指教，未敢曰随手取用，应针取效也。铨详考《内经》，参合诸家针法妙道，虽非口传心授，其间大概，亦略得领会一二，试以拙见意

---

① 嘉言先生曰一句：语出《医门法律·一明络脉之法》。
② 据目录补入标题。写，通"泻"。

之所到详言之，为针法亦互相发明可乎。夫行针贵先审穴，明呼吸迎随之诀。如某病宜取某穴，或左或右，或上或下，或中或头，或手或足，寸尺须要分明，而尤要择此病中肯之穴者，庶用之足以胜病。然而阴经、阳经，取之又有其法。凡阳经多在筋骨之侧，必取之骨旁陷下者为真，如合谷、三里、阳陵泉之类。阴经多在腘①隙之间，必取之动脉应手者为真，如箕门、五里、太冲之类。针制有九，以应阳九之数。针义有五，以合五行之用。其体则金也，长短大小，各随所宜，其劲直象木也。川原壅塞，可决于江河，血气凝滞，可疏于经络，其流通象水也。将欲行针，先摸其穴，针含口内，然后刺之，借我之阳气，益彼之虚寒，其气温象火也。入针以按，出针以扪，按者镇其气道，扪者闭其气门，其填补象土也。诸如此类，皆针家之要，不可不知者。至禁针禁灸，尤当先熟识于胸中，不可临症有犯。若夫避忌亦甚多端，尊则急病，一时限死。姜公望先生曰：若遇暴卒疾，仍须速急救疗，洞达名工，亦不拘拘此法。即如禁灸，诸医虽尊而明堂中，亦许灸一壮至三壮者。故铨谅举太乙、四季、逐月血忌避忌录之，其他概不悉录，恐反眩人耳目，生多端疑难也。夫针则直刺入其内，是有泻而无补者，然而《内经》必分补泻，说出呼吸迎随等语，似乎针法，非知审穴而便可妄施也。夫用针之道，以气至为主，知虚知实，方可无误。虚则脉虚，为痒为麻。实则脉实，为肿为痛。虚则补之，气至则实，实则写之，气去则虚，用补用泻之间，必以呼吸为

---

① 腘：筋肉结聚的地方。

准，随气下针，乃其要也。然下针之法，先以左手扪摸其处，随用大指爪重按切掐其穴，右手置针于穴上。凡用补者，令病人咳嗽一声，随嗽下针，气出针入，初刺入皮，天之分也，少停又刺入肉，人之分也，少停又刺入筋骨，地之分也，针分三次而下。补泻皆然，但分呼吸耳。呼则内针补也，针已三下，又必静以久留，候气至为度，如气至觉针下紧涩，或痛，是谓阳气隆至也，令病人吸气一口，将针退至人之分、天之分，徐出针而急按其穴，使气不得出，则气充于内，神存气留，故谓之补。如针下轻滑，不知疼痛，是谓气之未至，将针向内搓转补之，谓之催气，如搓线之状，慢慢转之，勿令太紧，约五六次，必俟病人气至，觉针下稍紧知痛，方可候吸引针，引针者，引退其针，而渐出人分、天分也。故曰：下针贵迟，太急伤血；出针贵缓，太急伤气也①。所谓呼则内针补其虚也，盖言呼则气出而虚，随而刺其方去，以济其虚为补也。吸则内针泻也，针已三下，又必静以久留，候气至为度，如气至觉针下松活相安，是谓阴气隆至也，令病人呼气一口，将针退至人之分、天之分，疾出针而不闭其穴，使气去不能复聚，则大邪之气，随泄而散，经气以平，故谓之泻。如针下紧涩，疼痛不已，是谓气之未至，将针向外搓转泻之，亦谓之催气，必俟病人气至，觉针下松活相安，方可候呼引针，由引而渐退至人分、天分也。故曰：病势既退，针气必松，病势未退，针气固涩也。所谓吸则内针泻其实也，盖言吸则气入而盛，迎而刺其方来，以夺其实

① 故曰一句：语出《金针赋》。

中医药古籍珍善本

15

为泻也。大抵用针之妙，贵在审气，气至速者效亦速，而病易瘥，气至迟者效亦迟，而病难愈，候气不至，必死无疑，此因气可知吉凶也。嗟夫神圣针法，不外审穴、迎随二者，然自汉代仲景而后，已叹失其传矣，虽有《内经》诸公注解，亦不过因遗文以究其义，精研细思，而识其梗概耳，然而机生于熟，法生于熟，巧生于熟，精思百炼自有领会逢源之趣。铨生也晚，安得起诸公而面订之也耶，嘻微矣。

同身寸说

同身寸者，谓同于人身之寸尺也，人之长短肥瘦各自不同，而穴之横直寸尺亦不能一，如今以中指同身寸法一概混用，则人瘦而指长，人肥而指短，岂不谬误。故头必因于头，腹必因于腹，背必因于背，手足必因于手足，总其长短大小而折中之，庶得谓之同身寸法。

中指同身寸法

以男左女右手，取中指中节横纹上头尽处，比为一寸。凡手足背部横寸无折法之处，乃用此法，其他不必混用。

头部取穴折法

以前发际至后发际，折为一尺二寸，如发际不明，则取眉心直上后至大杼骨，折作一尺八寸，此为直寸。横寸以眼内角至外角比为一寸。头部直横寸法并依此。

督脉神庭至太阳曲差，曲差至少阳本神，本神至阳明头维，各开一寸半，自神庭至头维共开四寸半。

胸腹取穴折法

直寸以中行为主。自缺盆中天突穴起，至岐骨际上中庭穴止，折作八寸四分。自髑骬上岐骨际①下至脐心，折作八寸。脐心下至毛际曲骨穴，折作五寸。横寸以两乳相去，折作八寸。胸腹直横寸法并依此。

背部取穴折法

自大椎至尾骶，通折三尺。上七节长一寸四分一厘，中七节长一寸六分一厘，下七节长一寸二分六厘，总共二尺九寸九分六厘，不足四厘者，有零未尽也。直寸依此，横寸用中指同身寸法。

脊骨内阔一寸，凡云第二行夹脊一寸半，三行夹脊三寸者，皆除脊一寸之外论也。

脊骨二十四节，今云二十一节者，除项骨三节不在内。尾骶骨男子者尖，女子者平。

脊骨第十四节与脐平。

按 人身自头至足、两手、腹背，俱有一定寸尺，如云头之大骨围二尺六寸，胸围四尺五寸，腰围四尺二寸等

① 髑骬：指胸骨剑突。髑骬上岐骨际相当于胸剑联合。

语，此皆《骨度篇》古数也。景岳亦曰：骨之大者有太过，小者有不及，以古寸尺合今用，上下穴法参较，多有未合宜，随人之大小而为盈缩，庶尽其善。《骨度篇》之古数亦不过言其则耳，用则宜遵折法，为当是编所以未录《骨度篇》等语。姜公望广博经络，仅以中指同身寸法为则，概用周身，其去周身之真穴也远矣，抑去景岳之明眼也远矣。

禁针穴歌 计三十一穴

禁针穴道要先明，脑户囟会及神庭，络却玉枕角孙穴，颅息承泣随承灵，神道灵台膻中忌，水分神阙并会阴，横骨气冲手五里，箕门承筋及青灵，乳中上臂三阳络，二十三穴不可针。孕妇不宜针合骨，三阳交内亦通论，石门针灸应须忌，女子终身无妊娠。外有云门并鸠尾，缺盆客主人莫深。肩井深时人闷倒，三里急补人还平。

禁灸穴歌 计四十七穴

禁灸之穴四十七，承光哑门风府逆，晴明攒竹下迎香，天柱素髎上临泣，脑户耳门瘈脉通，禾髎颧髎丝竹空，头维下关人迎等，肩贞天牖心俞同。乳中脊中白环俞，鸠尾渊腋如周荣，腹哀少商并鱼际，经渠天府及中冲，阳池阳关地五会，漏谷阴陵条口逢。殷门申脉承扶忌，伏兔髀关连委中，阴市下行寻犊鼻，诸穴休将艾火攻。

针灸诸则

一凡诸病之作，皆由气血壅滞不得宣通，针以开导之，灸以温暖之，治毕须好将护，忌生冷醋滑等物，否则必反生他疾。

《铜人针灸》曰：《黄帝内经》、《灵枢经》、《甲乙经》云，太一①人神避忌针灸与夫逐日人神所在，十干人神所在，十二支人神所在，十二时人神所在，血忌刺血，凡此皆不宜针灸。若遇暴卒之疾，仍须急速救疗，洞达名工，亦不拘拘此法，即如禁灸，诸医未愈，明堂中亦许灸一壮至三壮。

按 针灸避忌之说，要人当知王气所在，刺则恐伤其王气也，然而急病当前，其能姑待，守经达权，在医之明通可耳。

太一人神避忌歌

立春艮上起天留，戊寅己丑左足求。春分左胁仓门震，乙卯日见定为仇。立夏戊辰己巳巽，阴洛宫中左手愁。夏至上天丙午日，正值膺喉离首头。立秋右手当玄委，戊申己未坤上游。秋分仓果西方兑，辛酉还从右胁求。立冬右足加新洛，戊戌己亥乾位收。冬至坎方临叶蛰，壬子腰尻下窍流。五藏六府并脐腹，招摇诸戊己中州。

---

① 太一：前文及原书目录均用"太乙"。

中医药古籍珍善本

四季人神禁忌

春秋左右胁，冬夏在腰脐，四季人神处，针灸莫施行。

逐月血忌歌①

血忌正牛二月羊，三当避虎四猴乡，五兔六鸡皆可畏，七龙八狗正刚强，九在蛇宫十在亥，十一偏嫌马伏藏，十二月中逢鼠位，是名血忌必须防。

奇俞穴论

铨 按奇俞不立经穴名目，而另取一穴名，与十四经穴名不同，似乎经穴于六百六十之外，必有缺陷，必可增减，否则正经何以无此名目也。抑知昔贤另立名目，以各有心传妙用，别其名，而不说出经穴耳。又有时但立取法，不指穴名，如崔氏四花、骑竹马灸之类，是皆有经穴在，非云缺陷，非云增减也。须识此意，参合奇俞穴法，原与正经穴名是二是一，相辅而行，真取用无穷矣。

奇俞类集主治穴

头面部

前神聪，去前顶五分，自神庭至此穴共四寸。主治中

---

① 据目录改。

风、风痫，灸三壮。

后神聪，去百会一寸。主治中风、风痫，灸三壮。

发际，平眉上三寸。主治头风、眩晕、疼痛延久不愈，灸三壮。

印堂，在两眉中间。《神农针经》曰：治小儿急、慢惊风，可灸三壮，艾炷如小麦。《玉龙赋》曰：善治惊搐。

海泉，在舌下中央脉上。主治消渴，针出血。

左金津、右玉液，在舌下两旁紫脉上。主治消渴、口疮、舌肿、喉痹，三棱针出血。

阳维，在耳后，引耳令前，弦筋上是穴。《千金》云：耳风聋雷鸣，灸阳维五十壮。

鼻交頞中，《千金翼》云：主治癫风、角弓反张、羊鸣，大风、青风、面风如虫行，卒风多睡、健忘、心中愦愦、口噤、卒倒不知人，黄疸急黄，此一穴皆主之。针入六分，得气即泻，留三呼五吸，不补，亦宜灸，然不及针，慎酒、面、生冷、醋滑、猪、鱼、蒜、荞麦、浆水。

机关，在耳下八分近前。《千金翼》云：凡卒中风口噤不开，灸机关二穴五壮即愈。

唇里穴，主治马黄黄疸。《千金翼》云：唇里正当承浆边，逼齿龈针三锃。

夹承浆穴，主治马黄急疫。《千金翼》云：夹承浆两边各一寸。

燕口，在口吻两边燕口处，赤白肉际。《千金翼》云：主治狂风骂詈掴斫人，名为热阳风，灸燕口各一壮。又治狂邪鬼语，灸十五壮。又治小儿大小便不通，灸口两吻各一壮。

颞颥，主治疽气温病。《千金翼》云：颞颥在眉眼尾中间，上下有来去络脉，是针灸之所。

耳上穴，《千金翼》云：治瘿气，灸风池及耳上发际各百壮。《千金》作两耳后发际。

当阳，当瞳子直入发际内一寸，去临泣五分是穴。主治风眩、鼻塞，灸三壮。

鱼尾，在目眦外头。《玉龙赋》云：兼睛明、太阳，治目证。

胸背腹胁部①

龙颔，在鸠尾上一寸半。《千金翼》云：主心痛冷气上，灸百壮，勿针。

乳上穴，《千金翼》云：治乳痈、妒乳②，以绳度口横度以度，从乳上行，灸度头二七壮。

通谷，在乳下二寸。《千金》云：心痛，恶气上胁痛，急灸五十壮。

魂舍，在夹脐两边相去一寸。《千金》云：主小肠泄痢脓血，灸百壮，小儿减之。

肋头，《千金翼》云：治痃癖，患左灸左，患右灸右，第一屈肋头近第二肋下即是灸处，第二肋头近第三肋下向肉翅前亦是灸处，初日灸三壮，次日五壮，后七壮，周而复始至十止，惟忌大蒜，余不忌。

肋罅，《千金翼》云：治飞尸诸注，以绳量病人两

---

① 据正文内容补入标题。

② 妒：亦作"妬"。妒乳，乳汁蓄积，或产后不自饮儿，及失儿无儿饮乳，皆成妒乳。

乳间中屈之，乃从乳头向外量，使当肋髆，于绳头尽处是穴，灸随年壮。《千金》云：三壮或七壮，男左女右。又云凡中尸者，飞尸、遁尸、风尸、尸注也，其状皆腹胀痛急不息，气上冲心胸两胁，或踝踊起，或挛引腰脊，灸乳后三寸，男左女右，可二七壮，如不止，多其壮数愈。

长谷，在夹脐相去五寸，一名循际。《千金》云：主治下痢不嗜食，食不消，灸五十壮，三报之。

肠遗，侠中极旁，相去二寸半。《千金》云：治大便难，灸随年壮。

肓募，《千金》云：以乳头斜度至脐中，乃屈去其半，从乳下量至尽处是穴。主治结气囊里，针药所不及者，灸随年壮。

胁堂，在腋下骨间陷中，举腋取之。主治胸胁气满，哕噫喘逆，目黄，远视晄晄，可灸五壮。

后腋下穴，《千金》云：治颈漏，灸背后两边腋下后文①头，随年壮。

腋下穴，《千金翼》云：哕噫，膈中气闭塞，灸腋下聚毛下附肋宛宛中，五十壮神良。

胞门、子户、气门，《千金翼》云：子藏门塞不受精，妊娠不成，若堕胎腹痛，漏胞见赤，灸胞门五十壮，关元左边二寸是也，右边名子户。若胞衣不出，及子死腹中，或腹中积聚，皆针入胞门一寸。又云胎孕不成，灸气门穴，在关元旁三寸，各·五十壮。又云漏胎下血不禁，灸

---

① 文：通"纹"。

百壮。

脊背五穴，《千金翼》云：治大人癫，小儿痫，灸背第二椎下及下穷骨①尖二处，乃以绳度量上下，中折，复量至脊骨上点记之，共三处毕，复断此绳，取其半者为三折，而参合如△字，以上角对中央一穴，其下二角正夹脊两边，同灸之，凡五处也，各百壮。

浊浴，《千金翼》云：侠胆俞旁行，相去五寸，名浊浴。主治胸中胆病，恐畏多惊少力，口苦无味，灸随年壮。

巨阙俞，《千金翼》云：第四椎名巨阙俞。主胸膈中气，灸随年壮。

督俞，在第六椎下，两旁相去各二寸。禁针，可灸。一名高盖。

气海俞，在第十五椎下，两旁相去各二寸。刺三分，留六呼，可灸。

关元俞，在第十七椎下，两旁相去各二寸。刺三分，留六呼，可灸。主治泻痢虚胀，小便难，妇人瘕聚诸疾。

腰眼，此穴诸书所无，而诸家必用，载之云其累试累验。主治诸劳瘵已深之难治者，于癸亥日二更尽入三更时，令病人平眠取穴。一传治传尸痨瘵，以致灭门绝户者有之。此症因寒热煎作，血凝气滞，有化而为虫者，内食藏府，每致传人，百方难治，惟灸可攻。其法于癸亥日二更后，将交夜半，乃六神皆聚之时，勿使人知，令病者解去下衣，举手向上，略转后些，则腰间两旁自有微陷可见，是名鬼眼穴，即俗所谓腰眼也。正身直立，用墨点记，然后上床

---

① 穷骨：骨名。指骶骨和尾骨。

合面而卧，用小艾炷灸七壮，或九壮、十一壮尤好。其虫必于吐泻中而出，烧毁远弃之，可免传染。此比四花等穴，尤易且效。《千金翼》云：治腰痛灸腰目髎，在尻上约左右。又云在肾俞下三寸，夹脊两旁各一寸半，以指按陷中，主治消渴。景岳曰："此二说者，似皆指此穴"。

夹脊穴，《肘后》云：此华佗法。《千金翼》云：治霍乱转筋，令病人合面卧，伸两手着身，以绳横牵两肘尖，当脊间绳下两旁，相去各一寸半所，灸百壮，无不差[①]者。

下极俞，《千金翼》云：第十五椎名下极俞，主治腹中疾，腰痛，膀胱寒，饮澼注下，灸随年壮。

十七椎穴，《千金翼》云：转胞腰痛，灸五十壮。

回气，在脊穷骨上，赤白肉下。主治五痔、便血、失屎，灸百壮。《千金翼》云：若灸穷骨，惟多为佳。

身交，在少腹下横文中，当脐孔直下。《千金翼》云：白崩中，灸少腹横文一百壮，及治胞落、癞，须三报之。又治大小便不通。又治尿床者，可灸七壮。

阴部[②]

横骨，《千金翼》云：妇人遗尿不知时出，灸横骨当阴门，七壮。又治癞疝[③]，在横骨两旁夹茎灸之。

泉阴，在横骨旁三寸。《千金翼》云：治癞卵偏大，灸

---

① 差：通"瘥"，指病愈。
② 据正文内容补入标题。
③ 癞疝：又名膀胱疝，指因寒湿下迫引起之阴囊肿大，可见阴囊局部重坠胀痛，或兼见少腹痛连及阴茎肿等症；又指妇女少腹肿或阴户突出的病证。

泉阴百壮，三报之。

阴囊下横文，在囊下第一横理。《千金翼》云：主治风气眼反口噤，腹中切痛，灸十四壮。

阴茎，《千金翼》云：治卒癫病，灸阴茎上宛宛中三壮，得小便通即瘥，当尿孔上是穴。又云灸阴茎头三壮。

四肢部

大骨空，在手大指第二节前尖上，屈指当骨节中。灸二七壮，禁针。主治内瘴久痛及吐泻。

拳尖，在中指本节前骨尖上，握拳取之。主治风眼翳膜疼痛，患左灸右，患右灸左，炷如小麦。

五虎，在手食指、无名指背间，本节前骨尖上各一穴，握拳取之。主治手指拘挛。

中魁，在手中指第二节前骨尖上，屈指得之。捷法又云，在手腕中上侧两筋间陷中。灸二七壮。景岳曰："此盖以阳溪言也，用者辨之。"主治五隔反胃。

手中指第一节穴，《千金》云：牙齿疼，灸两手中指背第一节前有陷中，七壮，下火立愈。

中泉，在手腕外间，阳池、阳溪中间陷中。灸七壮。主治胸中气满不得卧，肺胀满膨膨然，目中白翳，掌中热，胃中气上逆，唾血及心腹中诸气痛。

手掌后臂间穴，《千金》云：治疗肿，灸掌后横文后五指许，男左女右，七壮即验，已用得效。又云治男牙疼[①]，以绳量自手中指头至掌后第一横文，折为四分，乃复自横

---

① 治男牙疼：《类经图翼》中为"治风牙疼"。

文比量向后，于臂中尽处两筋间是穴，灸三壮，随左右灸之，两患者灸两臂，至验。

虎口，小儿唇紧，灸虎口，男左女右，七壮，又兼灸承浆三壮。又治烦热头疾，刺入三分。又治心痛，灸两虎口白肉际，七壮。

手足髓孔，《千金翼》云：手髓孔，在腕后尖骨头宛宛中。景岳曰："此当是下踝前也。"脚髓孔，在足外踝后一寸。主痿退风，半身不随，可灸百壮。

两手研子骨，《千金翼》云：豌豆疮，灸两手腕研子骨尖上三壮，男左女右。

河口，《千金翼》云：狂走惊痫，灸五十壮。在手腕后陷中动脉，此与阳明同也。景岳曰："按此当是手阳明阳溪之次。"

肘尖，《千金翼》云：治肠痈，屈两肘尖头骨，各灸百壮，则下脓血者愈。又云正灸肘头锐骨。

膝眼，在膝头骨下两旁陷中。刺五分，禁灸，主治膝冷痛不已。昔有人膝痛灸之，遂致不起，以犯禁也。《玉龙赋》云：兼髋骨，治脚腿重痛。

铨 按膝眼即犊鼻穴也，犊鼻本是禁灸，是以灸之，遂至不起。髋骨者尻臀也，两股之间也。

髋骨，在膝盖上，梁丘旁外开一寸。主治两脚膝红肿痛，寒湿走注，白虎历节风痛，腿丫风痛举动不得。

风市，在膝上七寸，外侧两筋间。又取法，令正身平立，直垂两手着腿，当中指头尽处陷中是穴。针五分，灸三五壮。《千金》云：病轻者不可减百壮，重者灸五六百壮。主治腰腿酸痛，足胫麻顽，脚气起坐艰难，先写后补，风痛先补后写，此风痹冷痛之要穴。《玉龙赋》云：兼阴市，能驱腿脚之乏力。《神农经》云：治偏风半身不随，两脚疼痛，灸三七壮。

交仪穴，《千金》云：妇人漏下赤白，月水不利，灸之。在内踝上五寸。

营池四穴，《千金》云：妇人漏下血赤白，灸三十壮。在内踝前后两边池上脉，一名阴阳。

漏阴穴，《千金》云：妇人漏下赤白，四肢酸削，灸三十壮。穴在内踝下五分，微动脉上。

足太阴、太阳穴，《千金》云：妇人逆产足先出，刺太阴入三分，足入乃出针。穴在内踝后白肉际，骨陷宛宛中。又胞衣不出，刺太阳入四分。在外踝后一寸宛宛中。景岳曰："按此或即昆仑穴也。"

足踝，《千金》云：小儿重舌，灸左足踝上七壮。又云灸两足外踝上三壮。又治齿疼，灸外踝上高骨前交脉上七壮。又治转筋十指拘挛，灸足外踝骨上七壮。又治反胃吐食，灸内踝下稍向前有穴，三壮。《外台秘要》云：向前一指。

外踝尖，在外踝尖上三寸。主治外转筋，可灸七壮，或刺出血。按此当是足外踝尖上。

足内踝尖，主治下牙疼，内廉转筋，脚气寒热，灸七壮，或针出血。

承命，在内踝后，上行三寸动脉中。主治狂邪惊痫，灸三十壮。一曰七壮。

足踵，灸涌泉三七壮，主治霍乱转筋，如不止，灸足踵聚筋上白肉际七壮，立愈。

足大指横文穴，三毛中。《千金翼》云：治卒中恶闷热毒欲死，灸足大指横文，随年壮。又治阴肿欲溃困惫，灸五壮，亦随年壮。又治癞卵疝气，灸三壮。又治癞疝，灸足大指内侧去端一寸白肉际，随年壮，甚验。若双癞，灸两处。又治癞疝，卵肿如瓜，入腹欲死，灸足大指下横文中，随年壮，即肿边灸之，神验。又治老少大便失禁，灸两脚大指去甲一寸所，三壮。又治卒癞病，灸聚毛中，七壮。又治鼻衄时痒，剧者百壮，并主阴肿。又治久魇不醒者，灸两足大指聚毛中，二十一壮。

独阴，主治干呕吐，小肠疝气，死胎，胎衣不下。景岳曰："按捷法云，即至阴穴，当是足小指也。"

手足大指爪甲穴，《千金翼》云：治卒中邪魅，鼻下人中及手足大指爪甲，令艾炷半在爪上，半在肉上，灸七壮，不止，二七壮，炷如雀矢。又治小便数而少且难，男辄失精，此方甚验。又治癞病阴肿，令并足，合灸两爪端方角上七壮。又秦承祖灸鬼法，名鬼哭穴，以两手大指相并缚定，用艾灸两甲后连肉四处著火，一处无火则不效，灸七壮，或二七壮。取足者，又名足鬼眼，用治癫痫梦魇鬼击，灸之大效，亦治五痫呆痴及伤寒发狂等症。

《千金方》十三鬼穴

百邪所为癫狂病，针有十三穴须认。凡针之用先鬼宫，次针鬼信无不应。一一从头逐一求，男从左起女从右。一针人中鬼宫停，左边下针右出针。二针手大指甲下，穴名鬼信刺三分。三针足大指甲下，名曰鬼垒二分深。四针掌上大陵穴，入寸五分为鬼心。五针申脉名鬼路，火针三下七锃锃。六却又寻大椎上，入发一寸名鬼枕。七刺耳垂下五分，名曰鬼床针要温。八针承浆名鬼市，从左出右君须记。九针间使鬼路上，十针上星名鬼堂。十一阴下缝三壮，玉女门头为鬼藏。十二曲池名鬼臣，火针仍要七锃锃。十三舌头当舌中，此穴是名为鬼封。手足两边相对刺，若逢孤穴只单通。此是先师真妙诀，猖狂恶鬼走无踪。

扁鹊曰：百邪所病，针有十三穴。凡刺之法，先从鬼宫，次鬼信，次鬼垒，又次鬼心，不必尽针，止五六穴，即可知矣。若邪蛊之精，便自言说，论其由来，往验有实，立得精灵，未必须尽其命，求去许之。男左女右起针，若数处不言，便当遍刺，依诀而行之。

崔氏四花六穴

凡男女五劳七伤，气血虚损，骨蒸潮热，咳嗽痰喘，五心烦热，四肢困倦，羸弱等症，并宜治之。

先一次取二穴：其法令患人平身正立，取一细绳，约三四尺，蜡之，勿令伸缩。乃以绳头与男左女右足大指端比齐，令其顺脚心至后跟踏定，却引绳向后，从足跟足肚贴肉直上，比至膝湾曲䐃中大横文截断。次令病者平身正坐，解发分顶，中露头缝，取所比蜡绳，一头齐鼻端按定，引绳向上，循头缝项背，贴肉垂下至绳头尽处，以墨记之。此非灸穴，别又取一小绳，令患人合口，将绳双折，自鼻柱根按定，左右分开，比至两口角，如人字样截断，却将此绳展直，取中，横加于前记脊背中墨点之上，其两边绳头尽处，以墨记之，此第一次应灸二穴，名曰患门。若妇人足小者，难以为则，当取右臂自肩髃穴起，以墨点记，伸手引绳向下，比至中指端截断，以代量足之法，庶乎得宜。

中一次取二穴：其法令患人平身正坐，稍缩臂膊，取一蜡绳，绕项后向前双垂头，与鸠尾尖齐，双头一齐截断。却翻绳头向后，将此绳中折处正按结喉上，其绳头下垂脊间处，以墨记之，此非灸穴。又取一小绳，令患人合口，横量两口吻截断，还加于脊上墨点处，横量如前，于两头尽处点记之，此是第二次应灸两穴，即四花之左右二穴也。

前共四穴，同时灸之，初灸七壮，或二七，或三七壮，以至百壮为妙。俟灸疮将瘥，或火疮发时，又依后法灸二穴。

后一次取二穴：以第二次量口吻短绳，于第二次脊间墨点处，对中直放，务令上下相停，于绳头尽处以墨记之，此是灸穴，即四花之上下二穴也。

上共六穴，宜择离日火日灸之，灸后百日内，宜慎房劳思虑，饮食应时，寒暑得中，将养调护。若疮愈后，仍觉未瘥，依前再灸，无不愈者，故云累灸至百壮。但脊骨上两穴，不宜多灸，凡一次只可三五壮，多则恐人倦怠。若灸此六穴，亦宜灸足三里，写火方妙。

景岳曰："按灸脊旁四穴，上二穴，近五椎心俞也；下二穴，近九椎肝俞也。崔知悌①不指穴名，而但立取法，盖欲人之易晓耳。"

骑竹马灸法

主治一切痈疽恶疮发背，妇人乳痈，皆可治之。

---

① 崔知悌：唐代许州鄢陵（今河南鄢陵）人，素好岐黄之术，其著述以《骨蒸病灸方》最为著名，被收入《外台秘要》，名为"灸骨蒸法图"，即世传崔丞相灸法。

量法：用薄篾一条，以男左女右手臂腕中，自尺泽穴横文起，比至中指端齐肉尽处，截断为则。却用竹杠一条，令患人脱去上衣，正身骑定，使两人前后杠起，令病人脚不着地，仍令二人扶之，勿使摇动。却将前所量篾，从竹杠坐处尾骶骨下着杠比起，贴脊直上，至篾尽处点记之，此是取中，非灸穴也。更用薄篾量手中指，用同身寸法，取定二寸，平放于脊中墨点上，各开一寸是穴，灸五七壮。一曰疽发于左则灸右，疽发于右则灸左，甚则左右皆灸。盖此二穴，乃心脉所过之处，凡痈疽皆心火留滞之毒，灸此则心火流通而毒散矣。有起死回生之功，屡试屡验。

主治穴[①]

痞眼穴[②]，专治痞块，于十三椎下各开三寸半，多灸左边，如左右俱有，则俱灸之。又法，用秆心量患人足大指，齐量至足后跟中住，将此秆从尾骶骨尖量至秆尽处，两旁各开一韭叶许，在左灸右，在右灸左，灸七壮，神效。又法，于足第二指岐右处，灸五七壮，患左灸右，患右灸左，灸后一晚夕，觉腹中响动者是验，盖此即内庭穴也。

肘尖穴，治瘰疬，在左灸右，在右灸左，如初生时，男左女右，灸风池尤妙。又法，用秆心比患人口两角为则，折作两段，手腕窝中量之，上下左右四处尽头是穴，灸之亦效。

番胃穴，灸两乳下一寸，或内踝下三指稍斜向前是穴。

肠风诸痔穴，十四椎下各开一寸，年深者最效。一痔

---

① 据目录正文内容补入标题。
② 痞眼穴：《医学入门》中为痞根穴。

疮突出疼痛，坐立不便，先用韭菜洗净，以沸汤煎，于瓦木器内熏之，通手沃洗即愈。如未消，用生姜切薄片，放在痔上，以艾作炷于上，灸三壮，出黄水自消。若肛门有三两个，三五日后，如前法逐一灸之，屡效。

泄泻三五年不愈穴，灸百会穴五七壮即愈，有灸至二三十壮而愈者。产后子肠不收，灸百会穴三五壮即上，如神。

泄泻日久垂死穴，无论大小，一切但于天枢、气海、中脘，灸五七壮，神效无比。

霍乱已死气舍穴，看腹中尚有暖气，即以炒干盐纳满脐中，以艾灸，不计其数。此穴在诸家俱不言灸，只云禁针。《铜人》云：宜灸百壮。有徐平者，卒中不省，得桃源为灸脐中百壮始苏，更数月复不起。郑纠云："有一亲卒中风，医者灸五百壮而生，后年逾八十。"向使徐平灸至三五百壮，安知其不永年耶。故此穴之灸，须填细盐，然后灸之，以多为良也，若灸多不惟愈疾，亦且延年，灸少，则时或暂愈，后恐复发，必难救矣。但夏月人神在脐，乃不宜灸。此穴主治阴症，腹中虚冷伤惫，肠鸣泄泻不止，水肿鼓胀，小儿乳痫不止，腹大风痫，角弓反张，脱肛等症。又治妇人血冷不受胎者，灸此永不脱胎。《千金》云：灸三壮，治淋病。又云并治胀满。

灸疟秘法穴，令患人仰卧，以线量两乳中间，折其半，从乳比至下头线尽处是穴，男左女右灸之，此法云无分新久。式样 　　　　穴。又治疟如神，令病人跣足，于平正处，并脚立，用绳一条，自脚板周匝截断，却于颈前翻过项背上，两绳头尽处脊骨中是穴。先点记，待将发，急以艾灸三七壮，寒热顿止。此法曾遇至人传授,妙不可言,名曰背篮穴也。

　　膏肓俞穴,主治百病,无所不疗,胎前产后可灸二七至七七壮。《百症赋》云:兼魄户,治劳瘵传尸。《灵光赋》云:治背脊痛风劳一切。《乾坤生意》云:兼陶道、身柱、肺俞,治虚损五劳七伤紧要之穴。取穴法:令病人两手交在两膊上,灸时亦然,胛骨遂开,其穴立见。以手指摸索第四椎下,两旁各三寸,四肋三间之中,按之酸疼是穴,灸至千壮,少亦七七壮。取此穴当除第一椎小骨不算,若连此椎算之,当在五椎下两旁,共折七寸,分两旁,按有酸疼处,乃是真穴。一云灸后当灸足三里,以引火实下。论曰:昔在和缓,不救晋侯之疾,其云膏之上肓之下,即此穴也。人不能求得此穴,所以宿病难遗,若能用心此方,便灸无疾不愈,出《千金》、《外台》上。又法,如其人骨节分明,则以椎数为准,若脊背肌厚,骨节难寻,须以大椎至尾骶,量分三尺折取之,或以平脐十四椎命门为则,逐椎分寸取之,则穴无不真。然取大椎之法,除项骨三节不在内,然人亦有项骨短而无可寻者,当以平肩之处为第一椎,以次求之,可无差也。

中
医
药
古
籍
珍
善
本

罗遗编卷之中

十四经图

《调经论》曰：风雨之伤人也，先客于皮肤，传入于孙络，孙络满则传入于络脉，络脉满则输于大经脉，血气与邪并客于分肉腠理之间，其脉坚大。而病乃生，然其要则在于营气卫气焉。夫营气者，阴气也，水谷之精气也，其精气之行于经者为营气，随宗气而行于十二经隧之中。卫者，阳气也，水谷之悍气也，其浮气之剽疾滑利，而不循于经者为卫气，不随宗气而自行于各经皮肤分肉之间。是二气者，一曰脉中脉外，而有清浊之分，故曰阴阳相随，内外相贯，如循环之无端。舍是而言经络，是不知有经络矣。然则营卫之义，其包举乎通体，而莫之能外者，诚不可一有偏胜也，一有偏胜，则经络为之阻隔，其祸可胜言哉。故善养营卫者，经络次之，营卫为先。知斯义者，入于神圣矣。

中医药古籍珍善本

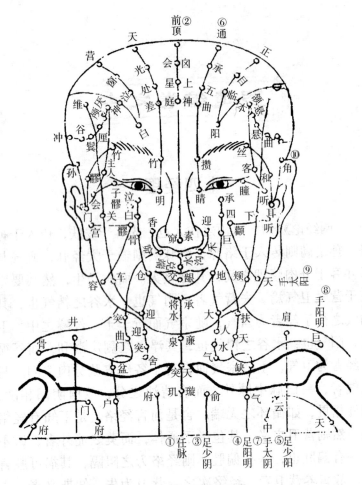

图1　前面颈穴总图

①任脉：璇玑、天突、廉泉、承浆；②督脉：前顶、囟会、上星、神庭、素髎、水沟、兑端、龈交；③足少阴：俞府；④足阳明：气户、缺盆、气舍、水突、人迎、大迎、地仓、巨髎、四白、承泣、颊车、下关、头维；⑤足少阳：肩井、瞳子髎、听会、客主人（上关）、颔厌、悬颅、悬厘、曲鬓、率谷、天冲、阳白、本神、临泣、目窗、正营；⑥足太阳：精明、攒竹、曲差、五处、承光、通天；⑦手太阴：中府、云门、天府；⑧手阳明：巨骨、天鼎、扶突、禾髎、迎香；⑨手太阳：天容、颧髎、听宫；⑩手少阳：耳门、和髎、丝竹空、角孙

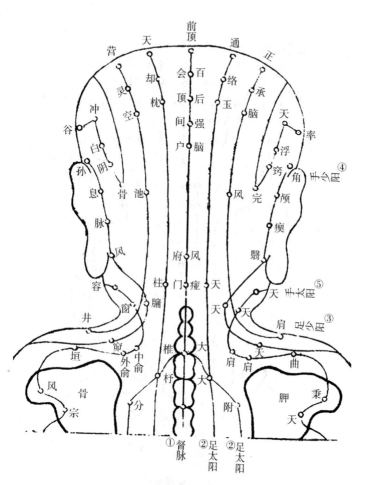

图2　后头项穴总图

①督脉：大椎、哑门、风府、脑户、强间、后顶、百会、前顶；②足太阳：附分、大杼、天柱、玉枕、络却、通天；③足少阳：肩井、风池、脑空、承灵、正营、率谷、天冲、浮白、窍阴、完骨；④手少阳：角孙、颅息、瘈脉、翳风、天牖、天髎；⑤手太阳：天容、天窗、肩中俞、肩外俞、曲垣、秉风、天宗

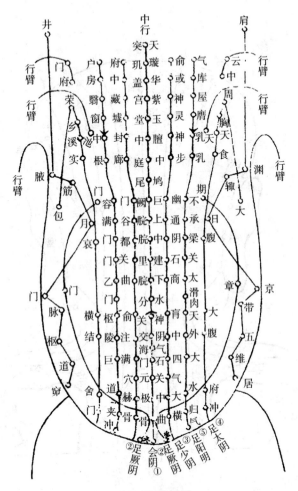

图3 胸腹总图

①任脉：会阴、曲骨、中极、关元、石门、气海、阴交、神阙、水分、下脘、建里、中脘、上脘、巨阙、鸠尾、中庭、膻中、玉堂、紫宫、华盖、璇玑、天突；②足厥阴：章门、期门；③足少阴：横骨、大赫、气穴、四满、中注、肓俞、商曲、石关、阴都、通谷、幽门、步廊、神封、灵墟、神藏、或中、俞府；④足太阴：冲门、府舍、腹结、大横、腹哀、食窦、天溪、胸乡、周荣、大包；⑤足阳明：气冲、归来、水道、大巨、外陵、天枢、滑肉门、太乙、关门、梁门、承满、不容、乳根、乳中、膺窗、屋翳、库房、气户

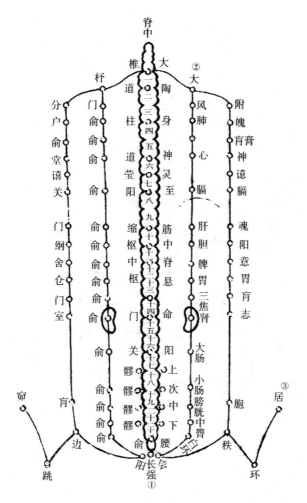

图4 背部总图

①督脉：长强、腰俞、阳关、命门、悬枢、脊中、中枢、筋缩、至阳、灵台、神道、身柱、陶道、大椎；②足太阳：大杼、风门、肺俞、厥阴俞、心俞、膈俞、肝俞、胆俞、胃俞、三焦俞、肾俞、大肠俞、小肠俞、膀胱俞、中膂俞、白环俞、会阳、上髎、次髎、中髎、下髎、附分、魄户、膏肓俞、神堂、谚谑、膈关、魂门、阳纲、意舍、胃仓、肓门、志室、胞肓、秩边；③足少阳：居髎、环跳

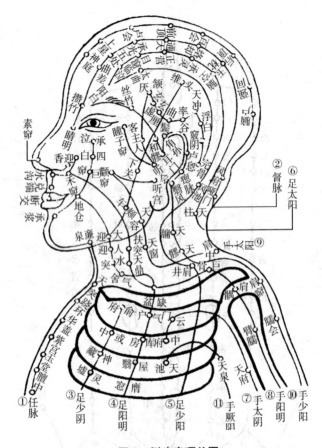

图 5　侧头肩项总图

①任脉：膻中、玉堂、紫宫、华盖、璇玑、天突、廉泉、承浆；②督脉：哑门、风府、脑户、强间、后顶、百会、前顶、囟会、上星、神庭、素髎、水沟、兑端、龈交；③足少阴：俞府、或中、神藏、灵墟；④足阳明：膺窗、屋翳、库房、气户、缺盆、气舍、水突、人迎、大迎、地仓、地仓、巨髎、四白、承泣、颊车、下关、头维；⑤足少阳：肩井、风池、脑空、承灵、正营、目窗、临泣、阳白、本神、完骨、窍阴、浮白、天冲、率谷、曲鬓、悬厘、悬颅、颔厌、客主人（上关）、听会、瞳子髎；⑥足太阳：天柱、玉枕、络却、通天、承光、五处、曲差、攒竹、精明；⑦手太阴：中府、云门、天府；⑧手阳明：臂臑、肩髃、巨骨、天鼎、扶突、禾髎、迎香；⑨手太阳：肩中俞、天窗、天容、颧髎、听宫；⑩手少阳：臑会、肩髎、天髎、天牖、翳风、瘛脉、颅息、角孙、耳门、和髎、丝竹空；⑪手厥阴：天泉、天地

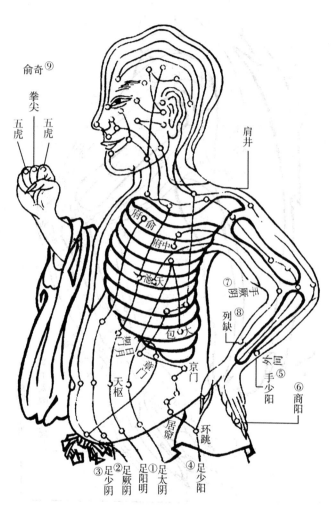

图6 侧胁肋总图

①足太阴：大包；②足厥阴：章门、期门；③足少阴：俞府；④足少阳：环跳、居髎、京门、日月、肩井；⑤手少阳：外关；⑥手阳明：商阳；⑦手厥阴：天池；⑧手太阴：列缺、中府；⑨奇俞：拳尖、五虎

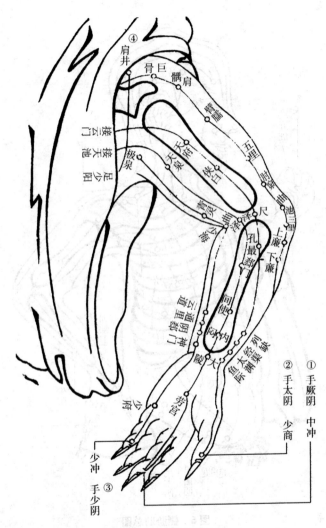

图7 阴手总图

①手厥阴：天泉、曲泽、郄门、间使、内关、大陵、劳宫、中冲；②手太阴：天府、侠白、尺泽、孔最、列缺、经渠、太渊、鱼际、少商；③手少阴：极泉、青灵、少海、灵道、通里、阴郄、神门、少府、少冲；④足少阳：肩井

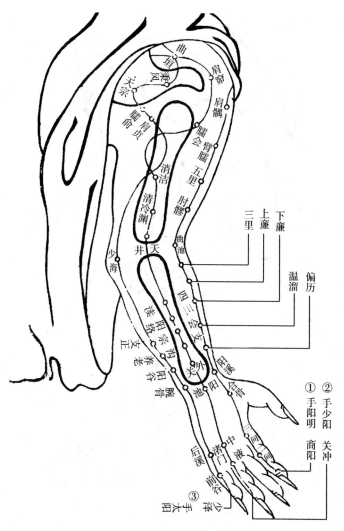

图8 阳手总图

①手阳明：商阳、二间、三间、合谷、阳溪、偏历、温溜、下廉、上廉、三里、曲池、肘髎、五里、臂臑、肩髃；②手少阳：关冲、液门、中渚、阳池、外关、支沟、会宗、三阳络、四渎、天井、清冷渊、消泺、臑会、肩髎；③手太阳：少泽、前谷、后溪、腕骨、阳谷、养老、支正、小海、肩贞、臑俞、天宗、秉风、曲垣

罗遗编

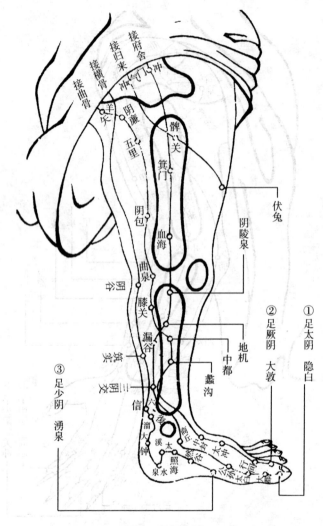

图9 阴足总图

①足太阴：隐白、大都、太白、公孙、商丘、三阴交、漏谷、地机、阴陵泉、血海、箕门、冲门、府舍；②足厥阴：大敦、行间、太冲、中封、蠡沟、中都、膝关、曲泉、阴包、五里、阴廉、羊矢；③足少阴：涌泉、然谷、太溪、大钟、水泉、照海、复溜、交信、筑宾、阴谷、横骨

44

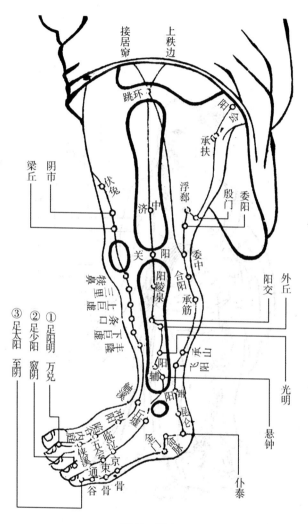

图10 阳足总图

①足阳明：伏兔、阴市、梁丘、犊鼻、三里、上巨虚、条口、下巨虚、丰隆、解溪、冲阳、陷谷、内庭、厉兑；②足少阳：居髎、环跳、中渎、阳关、阳陵泉、阳交、外丘、光明、阳辅、悬钟、丘墟、临泣、五会、侠溪、窍阴；③足太阳：秩边、会阳、承扶、殷门、浮郄、委阳、委中、合阳、承筋、承山、飞扬、跗阳、昆仑、仆参、申脉、金门、京骨、束骨、通谷、至阴。

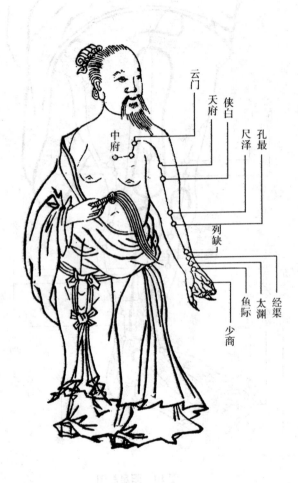

图11 手太阴肺经图左右共二十二穴

寸数

太阴肺兮出中府，云门之下一寸许。云门璇玑旁六寸，巨骨之下二骨数。天府腋下三寸求，侠白肘上五寸主。尺泽肘中约横纹，孔最腕上七寸取。列缺腕侧一寸半，经渠寸口陷中主。太渊掌后横纹头，鱼际节后散脉举。少商大指端内侧，相去爪甲韭叶许。_{共二十二穴}共二十二穴

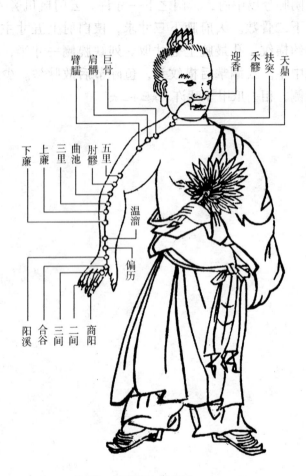

图12　手阳明大肠经图左右四十穴

寸数

商阳食指内侧边，二间来寻本节前。三间节后陷中取，合谷虎口岐骨间。阳溪上侧腕中是，偏历腕后三寸安。温溜腕后去五寸，池前五寸下廉看。池前三寸上廉中，池前二寸三里逢。曲池屈肘纹头尽，肘髎大骨外廉近。大筋中央寻五里，肘上三寸行向里。臂臑肘上七寸量，肩髃肩端举臂取。巨骨肩尖乂骨间，天鼎喉旁四寸真。扶突天鼎上一寸，禾髎水沟旁五分。迎香禾髎上一寸，大肠经穴是分明。共四十穴

中医药古籍珍善本

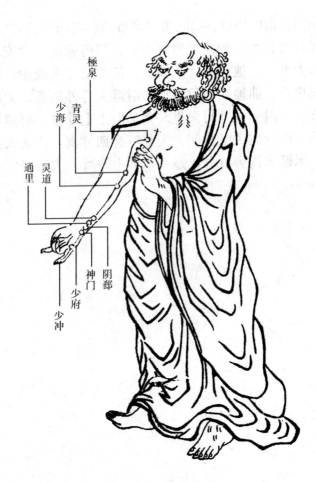

極泉

青灵

少海

灵道

通里

阴郄

神门

少府

少冲

图13　手少阴心经图 左右共十八穴

寸数

少阴心起极泉中，腋下筋间脉入胸。青灵肘上三寸取，少海肘端五分容。灵道掌后一寸半，通里腕后一寸同。阴郄腕后方半寸，神门掌后兑骨端。少府节后直劳宫，小指内侧取少冲。共十八穴

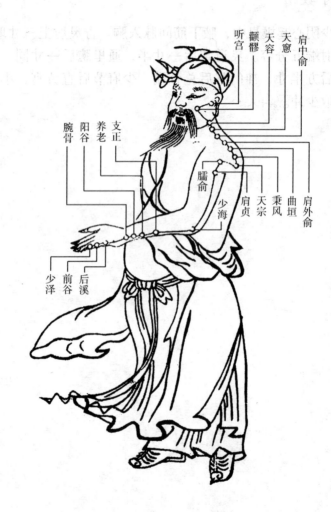

图14 手太阳小肠经图左右共三十八穴

寸数

小指端外为少泽，前谷外侧节前觅。节后捏拳取后溪，腕骨腕前骨陷侧。兑骨下陷阳谷讨，腕上一寸名养老。支正腕后量五寸，少海①肘端五分好。肩贞胛下两骨解，臑俞大骨下陷保。天宗秉风后骨中，秉风髎外举有空。曲垣肩中曲胛陷，外俞去脊三寸从。中俞二寸大杼旁，天窗扶突后陷详。天容耳下曲颊后，颧髎面颧锐端量。听宫耳珠大如菽，此为小肠手太阳。共三十八穴

---

① 应为小海。

中医药古籍珍善本

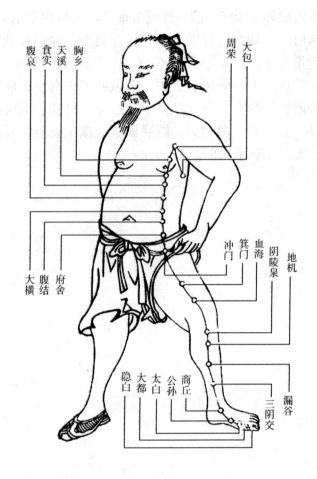

腹哀 食实 天溪 胸乡 周荣 大包

大横 腹结 府舍

冲门 箕门 血海 阴陵泉 地机

隐白 大都 太白 公孙 商丘 三阴交 漏谷

图15 足太阴脾经图 左右共四十二穴

寸数

大指内侧起隐白，节后陷中求大都。太白内侧核骨下，节后一寸公孙呼。商丘内踝微前陷，踝上三寸三阴交。踝上六寸漏谷是，膝下五寸地机朝。膝下内侧阴陵泉，血海膝膑上内廉。箕门穴在鱼腹取，动脉应手越筋间。冲门期下尺五分，府舍期门九寸判。腹结期下六寸八，大横期下五寸半。腹哀期下方二寸，期门肝经穴道现。巨阙之旁四寸五，却连脾穴休胡乱。自此以上食窦穴，天溪胸乡周荣贯。相去寸六无多寡，又上寸六中府换。大包腋下有六寸，渊液腋下三寸绊。共四十二穴

中府，肺经穴，渊液，胆经穴。

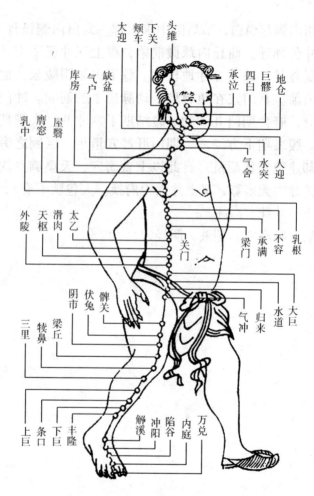

图16 足阳明胃经图左右共九十穴

寸数

胃之经兮足阳明，承泣目下七分寻。四白目下方一寸，巨髎鼻孔旁八分。地仓夹吻四分迎，大迎颔下寸三分。颊车耳下八分穴，下关耳前动脉行。头维神庭旁四五，人迎喉旁寸五真。水突筋前迎下在，气舍突下穴相乘。缺盆舍下横骨内，名去中行寸半明。气户璇玑旁四寸，至乳六穴各分清。库房屋翳膺窗近，乳中正在乳头心。次有乳根出乳下，各一寸六不相侵。不容巨阙旁三寸，却近幽门二寸五。其下承满与梁门，关门太乙滑肉门。上下一寸无多少，共去中行三寸寻。天枢脐旁二寸间，枢下一寸外陵安。枢下二寸大巨穴，枢下四寸水道全。枢下六寸归来好，共去中行二寸边。气冲鼠鼷①上一寸，又去中行四寸专。髀关膝上有尺二，伏兔膝上六寸是。阴市膝上方三寸，梁丘膝上二寸记。犊鼻膝膑陷中存，膝下三寸三里至。膝下六寸上巨虚，膝下七寸条口位。膝下八寸下巨虚，膝下九寸丰隆系。却是踝上八寸量，比那下巨外边缀。解溪去庭六寸半，寸五原来至冲阳。冲阳三寸是陷谷，陷谷庭后二寸间。内庭次指外间现，厉兑大指次指端，去爪如韭胃井判。共九十穴

---

① 鼠鼷：人体小腹下与大腿股前交界处，其皮下有结如小鼠可触动故名。

中医药古籍珍善本

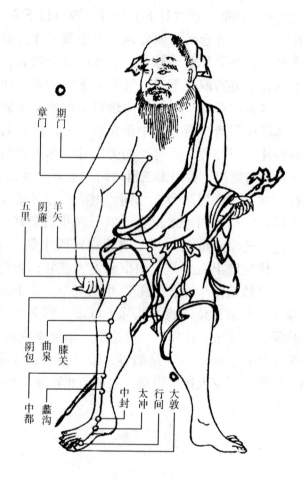

图17　足厥阴肝经图左右共二十八穴

寸数

足大指端名大敦，行间大指缝中存。太冲本节后二寸，内踝骨前号中封。蠡沟内踝上五寸，中都内踝上七寸。膝关犊鼻下二寸，曲泉曲膝尽横纹。阴包膝上方四寸，气冲三寸下五里。阴廉冲下有二寸，羊矢冲下一寸许。气冲却是胃经穴，相去中行四寸止。章门下脘旁九寸，肘尖尽处侧卧取。期门又在巨阙旁，四寸五分无差矣。共二十八穴

铨 按足厥阴一经，滑伯仁[①]《经络图》中无羊矢二穴。张隐庵[②]《集注》内有羊矢二穴。张景岳《图翼》内，有急脉二穴，又有羊矢二穴，但羊矢附奇俞类。姜公望《铜人针灸》[③]亦与滑伯仁同，无此二穴。然以愚意度之，一云急脉，按之隐指坚然；一云羊矢，按皮肉间，有核如羊矢；一云在阴毛中，阴上两旁，相去同身寸之二寸半；一云在会阴旁三寸，股内横文中。观其命名如此，寸数如此，俱在厥阴正脉，而会于阳明者也，两先生见各不同，其实异名而同体也。

---

① 滑伯仁：滑寿，字伯仁，晚号撄宁生。元代著名医学家。著《读素问钞》、《难经本义》、《诊家枢要》等。

② 张隐庵：张志聪，字隐庵，清代医家。其著有《素问集注》九卷、《灵枢集注》九卷、《伤寒论宗印》八卷、《伤寒论集注》六卷。

③ 姜公望《铜人针灸》：《铜人腧穴针灸图经》康熙刊本的扉页记有“康熙庚辰年姜公望先生订定新镌铜人针灸图经书林刘锡公梓”等文字，卷首有姜希辙（字公望）氏于康熙甲戌之序文。

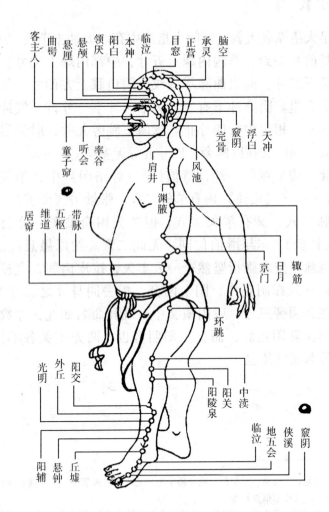

图18 足少阳胆经图 左右共八十六穴

寸数

足少阳兮瞳子髎，起近眦间五分好。耳前陷中听会穴，客主人耳前上廉。颔厌悬颅并悬厘，一路相连曲角中。曲鬓耳上发际隅，率谷耳上寸半安。天冲耳后入发二，再下一寸浮白觅。又从此处寻窍阴，完骨之上摇有空。完骨耳后入发际，量得四分须用记。本神神庭旁二寸，阳白眉上一寸是。发上五分临泣穴，发上寸半目窗至。正营发上二寸半，承灵发上四寸谛。脑空发上五寸半，风池后发际陷中。肩井肩上陷中求，渊液腋下三寸有。辄筋期旁只五分，日月期下五分游。京门腰中季肋下，带脉章门下寸八。五枢带脉下三寸，水道穴旁一寸半。维道章下五寸三，居髎章下八寸三。章门下脘旁九寸，环跳髀枢宛宛中。屈上伸下取穴同，膝上五寸中渎逢。膝下一寸阳陵从，阳关阳陵上三寸，阳交外踝上七寸，外丘外踝上六寸，光明外踝上五寸，阳辅外踝上四寸，悬钟外踝上三寸，丘墟外踝前陷中，此去侠溪四寸五，却是胆经原穴功。临泣去溪一寸半，五会去溪一寸穷。侠溪在指岐骨间，窍阴小指次指端。共八十六穴

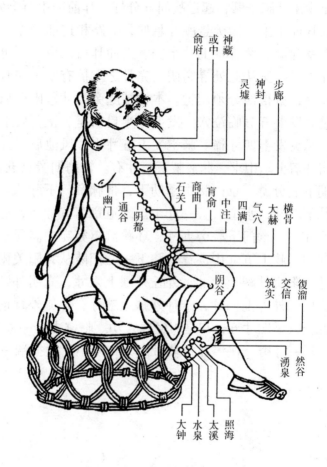

图19　足少阴肾经图 左右共五十四穴

寸数

足掌心中是涌泉，然谷踝下一寸前。太溪踝后跟骨上，大钟跟后肿中旁。水泉溪下一寸觅，照海踝下四寸安。复溜踝上前二寸，交信踝上二寸联。前旁骨是复溜穴，后旁骨是交信现。二穴虽是同二寸，相隔止是一条筋。筑宾内踝上腨分，阴谷膝下曲膝间。横骨大赫并气穴，四满中注亦相连。各开中行止寸半，上下相去一寸便。上来肓俞亦一寸，肓俞脐旁半寸边。以上商曲石关穴，阴都通谷幽门接。各开中行侠五分，六穴上下一寸截。步廊神封灵墟存，神藏或中①俞府尊。各开中行计二寸，上下寸六六穴分。俞府璇玑旁二寸，取之得法自然真。共五十四穴

---

① 或中：经穴别名，即彧中穴。

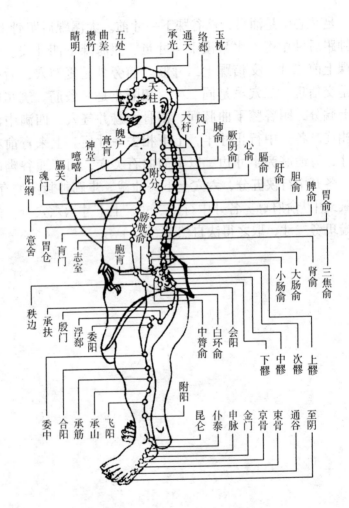

图20　足太阳膀胱经图左右共一百二十六穴

寸数

足太阳兮膀胱经，目内眦角始睛明。两眉陷中攒竹取，曲差发际上五分。挟神庭旁一寸五，五处发止一寸是。侠上星旁一寸五，承光发上二寸半。五处之后寸半是，通天络却玉枕穴。一皆寸五定穴真，玉枕侠脑旁寸三。入发二寸枕骨现，天柱陷后发际中。大筋外廉陷中现，自此侠脊开寸五。第一大杼二风门，三椎肺俞厥阴四。心俞五椎之下论，膈七肝九十胆俞。十一脾俞十二胃，十三三焦十四肾。大肠十六之下椎，小肠十八膀十九。中膂内俞二十椎，白环廿一椎下当。以上诸穴可排之，更有上次中下髎。一二三四腰空好，会阳阴尾尻骨旁。背部二行诸穴了，又从脊上开三寸。第二椎下为附分，三椎魄户四膏肓，第五椎下神堂尊，第六譩譆膈关七，第九魂门阳纲十，十一意舍之穴存，十二胃仓穴已分，十三肓门端正在，十四志室不须论，十九胞肓廿秩边。背部三行诸穴匀，又从臀下取承扶，殷门扶下六寸长，浮郄扶下方六分，委阳扶下寸六张，腘中约纹委中穴。此下三寸寻合阳，承筋脚跟上七寸，承山脚肚之尽陈，外踝七寸上飞扬，外踝三寸上辅阳，外踝后跟陷昆仑，仆参申脉一路寻，此外又有金门穴，外踝向前取之得。赤白肉际京骨穴，足之外侧大骨下，束骨通骨俱指外，但分节后节前中。至阴小指外侧逢，去爪如韭膀胱终。共一百二十六穴

中医药古籍珍善本

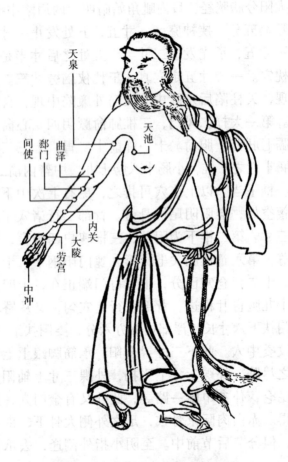

天泉

天池

曲泽
郄门
间使

内关
大陵
劳宫

中冲

图21　手厥阴心包络经图左右共一十八穴

寸数

心包起自天池间，乳后一寸腋下三。天泉曲腋下二寸，曲泽屈肘陷中央。郄门去腕方五寸，间使腕后三寸量。内关去腕止二寸，大陵掌后两筋间。劳宫屈中指中取，中指之末中冲良。共十八穴

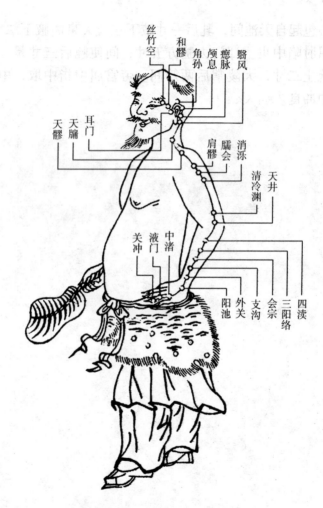

图22　手少阳三焦经图 左右共四十六穴

寸数

无名指外起关冲，液门本指前陷中。中渚液上有一寸，阳池腕上之陷中。外关腕后方二寸，腕后三寸支沟容。腕后三寸亦会宗，空中有穴用心攻。腕后四寸三阳络，四渎肘前五寸着。天井肘外大骨后，肘上一寸骨罅摸。肘后二寸清冷渊，消泺对腋臂外落。臑会在肩前廉上，却去肩头三寸量。肩髎臑上陷中央，天髎缺盆陷处上。天牖在颈大筋外，天容之后天柱前。翳风耳后下角陷，瘛脉耳后青脉现。颅息亦在青络脉，角孙之穴耳廓上。耳门耳前起肉中，和髎耳前动脉张。欲知丝竹空何在，眉后陷中仔细量。共四十六穴

中医药古籍珍善本

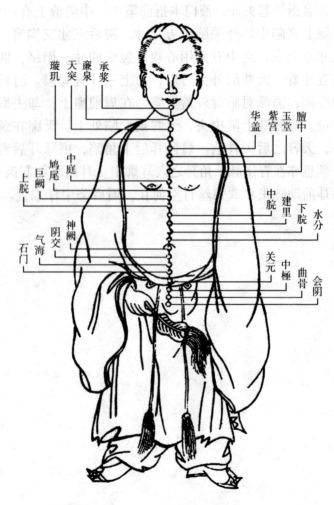

图23 任脉图单行二十四穴

寸数

任脉在于会阴间，曲骨脐下毛际安。中极脐下四寸取，三寸关元二石门。气海脐下一寸半，阴交脐下一寸论。脐之中央号神阙，脐上一寸为水分。脐上二寸下脘列，脐上三寸名建里。脐上四寸中脘穴，脐上五寸上脘在。巨阙脐上六寸五，鸠尾蔽骨①下五分。中庭膻中寸六取，膻中却在两乳间。膻上寸六玉堂主，膻上紫宫三寸二。膻上华盖四八主，盖上一寸取璇玑。玑上一寸天突起，天突喉下约四寸。廉泉颔下骨尖已，承浆颐前唇棱下，任脉中央行腹里。

共二十四穴

---

① 蔽骨：指胸骨剑突。

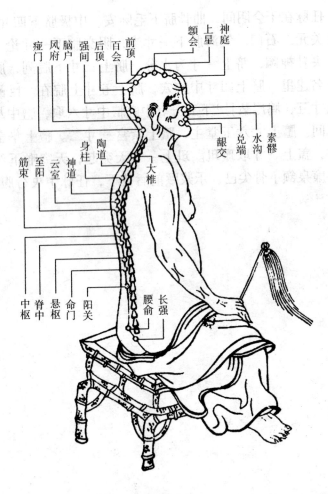

前顶
百会
后顶
强间
脑户
风府
痖门
神庭
上星
顖会
素髎
水沟
兑端
龈交
陶道
身柱
大椎
至阳
云室
神道
筋束
中枢
脊中
悬枢
命门
阳关
腰俞
长强

图24 督脉图单行二十八穴

寸数

督脉龈交唇内乡，兑端正在唇端央。水沟鼻下沟中索，素髎宜向鼻端详。头形北高西南下，先以前后发际量。分为一尺有二寸，发上五分神庭当。发上一寸上星位，发上二寸囟会良。前顶发上三寸半，百会发上五寸央。会后寸半即后顶，会后三寸强间明。会后脑户四寸半，后发一寸风府行。发上五分哑门在，神庭至此十穴真。自此项骨下脊骶，分为二十有四椎。大椎上有项骨在，约有三椎莫算焉。尾有长强亦不算，中间廿一可排推。一椎项后大椎穴，二椎节后陶道知。第三椎间身柱在，第五神道不须疑。第六灵台至阳七，第九筋束十中枢。十一脊中之穴在，十二悬枢之穴奇。十四命门肾俞并，十六阳关自可知。二十一椎即腰俞，脊尾骨端长短随。共二十八穴

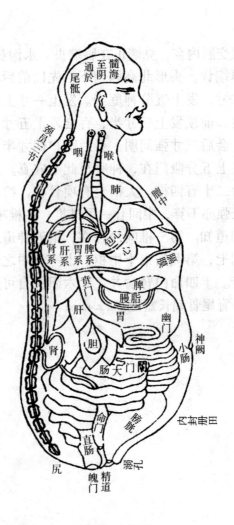

图 25　内景图

分明脏腑九脏义①

铨 按脏者，心、肝、脾、肺、肾也。腑者，胆、胃、大小肠、膀胱、三焦也。盖脏者，藏也，主藏而不泻者也。六腑惟胆无输泻，其五腑受五脏浊气传入，不能久留，是其输泻者也，稍不能泻，即至于胀。夫人一围之腹，大小肠、膀胱居处其中，惟其不久留，输是以宽乎若有余地。然而五脏之内，惟肾不实，有似乎腑，六腑之中，胆无输泻，有似乎脏，诚知五脏六腑之精义。而九脏之说，又不可不知也，经言三而成天，三而成地，三而成人，三而三之，合则为九，故在天有九野，在地有九州，在人有九脏，形脏四而神脏五，合以应之也，然则人混然中处，而列为三才者，实与天地合其撰也已。

神脏者，头角、耳目、口齿、胸中也。② 形脏者，胃、大小肠、膀胱也。

增补苦欲补泻解

肝苦急，急食甘以缓之。肝欲散，急食辛以散之，以辛补之，以酸泻之。

按 肝为将军之官，谋虑出焉，藏魂而主血者也。其

---

① 据目录正文内容补入标题。

② 神脏：五脏的别称。"神藏五者，一肝，二心，三脾，四肺，五肾也。所谓神藏者，肝藏魂，心藏神，脾藏意，肺藏魄，肾藏志也。"有以"头角、耳目、口齿、胸中"为形脏之说。

性猛烈，虚则枯燥而急，故用甘草之甘以缓之，缓之者，宽解之义，亦安慰之义也。木喜条达，木之象也。川芎辛散，解其束缚也，然散之即所以补之，遂其所欲故也。若太过则制之，白芍之酸便能敛之，敛之者即泻之也。

心苦缓，急食酸以收之。心欲软，急食咸以软之，以咸补之，以甘泻之。

按 心为君主之官，神明出焉，藏神而生血者也。人君一日万岁，缓则神不守舍，而心血散逸也，故用酸收以安神，如酸枣仁之类。心君本和，热邪干之则燥急，故用咸寒除其热邪，软其燥急也，软者，调和之义，使之臻于和平也。夫心本离火，咸为坎水，以云补者，不受水之制乎。然心与肾相交，炒盐之咸，以之润下，使交于肾，得既济之道，故亦云补，如泽泻导心气入肾之类。烦劳则虚，而心热。经云实火可泻，芩连之属，虚火可补，参芪之属，盖参芪甘温者也，甘温益元气，而虚热自退，所谓甘温能除大热也，故亦云泻。

脾苦湿，急食苦以燥之。脾欲缓，急食甘以缓之，以甘补之，以苦泻之。

按 脾为谏议之官，知周出焉，藏意智而主运化者也。其性属土，喜燥而恶湿，湿则不能运化，故用白术之苦以燥之。夫脾本舒泰，脉象和缓，诸藏赖以灌溉，周身赖以充足，舍甘温其能缓乎，且土爱稼穑，稼穑作甘，甘性缓，遂其本性所欲也，由是气壮而脾自开矣，气和而脾自运矣。人参甘温微苦，非补而何，但湿土居长夏之令，若湿热太过，脾斯困矣，宜用黄连之苦泻之乃安。

肺苦气上逆，急食苦以泻之。肺欲收，急食酸以收之，以酸补之，以辛泻之。

按 肺为相傅之官，治节出焉，藏魄而主气者也。气常则顺，气变则逆，逆者，金受火克也，故用黄芩之苦以泻之。肺居上焦，上焦如雾，其政敛肃，故喜收，宜用白芍之酸以收之，酸者，束而收敛也，既云收敛，而又云补者，其义何居，不知肺不收敛，则气无管束，肺失其职，焉能清肃乎上焦，五味之酸，遂其收敛，即谓之补也亦宜。夫肺主皮毛，闭则寒者，郁而为热，非得辛散，急气喘气，寒火包于肺者，何能已乎，宜用桑皮之辛泻之乃宜。

肾苦燥，急食辛以润之。肾欲坚，急食苦以坚之，以苦补之，以咸泻之。

按 肾为作强之官，技巧出焉，藏精志，为水藏，而主五液者也。其性本润，故恶燥，宜用知母之辛以润之。肾非坚，何以称作强之官。则肾欲坚固然也，但苦寒非所以云坚，乃云苦以坚之者，义又何居。不知心本属火，虚则寒矣，肾本属水，虚则热矣，热则坚者变而为软，宜用黄柏之苦寒以坚之，相火退而肾固，则无狂荡之患矣。藏精之藏，苦固能坚，然非果能益精，安能云补，宜用地黄之苦以补之。夫火宜静不宜动，动则相火上炎，则命门不固，又宜壮水之主以制阳光，如知柏地黄汤之类，又相火寄于肝胆，肝胆火旺，则湿热下生，又宜除其湿热，俱症悉退，如龙胆泻肝汤之类，此皆所谓以咸泻之之法也。

再按 《内经》此篇，乃用药之权衡，医者之不可少违者也。从来注解未能详晰，医者亦因词句隐奥，不求至理，往往病此用彼，脏腑不分。古之为大医者，此篇断所先务，否则此际不明，吾恐明者亦未大明矣。

罗遗编卷之下

针灸要穴论

　　铨 按周身六百六十六穴，主治多端，妙用无穷。历来用针灸者，究竟何能尽举，遇药力之不到，每出奇思，取一二穴，便足胜病。原夫穴名虽异，主治多有统同，选穴各有精专焉。如《标幽赋》中有云：高皇抱疾，李氏刺巨阙而复苏；太子暴厥，越人针会维而复醒；他如甄权刺臂痛而即射，取肩井、曲池；华佗刺躄足①而立行，取悬钟、环跳。诸如此者，是皆取一二穴用即通神者也。是编穴名、图形悉载，原各经具穴若干，不离宗派，以备参考也。至主治不集多穴，以泛而求之，不如博而约之之为要也。若仍以多为贵，则开卷茫如，似是而非，穴之不真，针灸何益。必识此意，乃知古之为高医者，不在穴之妙用无穷，而在善用穴之妙用无穷也。

----

　① 躄足：指跛脚。

内外针灸要穴①

中风

百会　风池　大椎　肩井　间使　曲池　足三里

凡觉手足挛痹，心神昏乱，将有中风之候，无论是风是气，依次第灸此七穴则愈。若中藏昏危，痰上，亦灸之。

合骨　风市　手三里　昆仑　申脉　神阙

凡卒中风者，此穴最佳，不惟逐散风邪，宣通血脉，其于回阳益气之功，真有莫能尽述者。

偏风半身不遂_{患左灸右，患右灸左}

百会　肩髃　曲池　风市　足三里　绝骨　肩井　列缺　阳陵泉　环跳　昆仑　申脉　客主人_{主口歪}　手三里

口眼㖞斜

颊车　地仓　水沟　承浆　听会　合谷

凡口㖞向右者，是左脉中风而缓也，宜灸左㖞陷中二七壮。㖞向左者，是右脉中风而缓也，宜灸右㖞陷中二七壮，炷如麦粒。

口噤不开

颊车　承浆　合谷

---

① 据目录及正文内容补入标题。

瘖哑

天突　灵道　阴谷　复溜　丰隆　然谷

戴眼

神庭
脊骨三椎、五椎，各灸五七壮，齐下火，立效。

厥逆

人中_{灸七壮，或针入至齿妙}　膻中二十一壮　百会_{暴厥逆冷}　气海_{真气不足妙}

一法以绳围男左女右臂腕为则，将绳从大椎向下，度至脊中，绳头尽处是穴，灸三七壮。

虚痨

虚损注夏①羸瘦

崔氏四花六穴　气海　长强

一法，取手掌中大指根稍前肉鱼间近内侧大纹半指许，外与手阳明合骨相对处，按之极酸者是穴。此同长强，各灸七壮，甚妙。

传尸痨②

灸腰眼穴

---

①　注夏：即疰夏，夏痿之别称，为痿发于夏日者。
②　传尸痨：古代一种传染病，与结核病很相似。古人认为是由痨虫传染的一种疾病。这种病人死后，尸体内的痨虫还能传播给活人，所以称为传尸痨。由于它的症状表现多种多样，故又有骨蒸、伏连、尸注、鬼注、毒注等名称。

一法，凡取痨虫，于三椎骨上一穴，并膏肓二穴，各灸七壮，然后以饮食调理，方下取虫等药。

下元痼冷

此肾与膀胱虚寒也，多灸愈妙。

肾俞　神阙　关元　气海_{阳脱}　三阴交

阴寒腹痛欲死

人有房事之后，或起居犯寒，以致脐腹痛极频危者，急用大附子为末，唾和作饼，如大钱厚，置脐上，以大艾灸之。如仓卒难得大附，只用生姜，或葱白头，切片代之亦可。若药饼焦热，或以津唾和之，或另换之，直待灸至汗出体温为止。或更于气海、丹田、关元各灸二七壮，使阳气内通，逼寒外出，手足温暖，脉息起发，则阴消而阳复矣。

血证①

衄血

上星_{灸一壮即止，一日须七壮，少则不能断根}　囟会_{亦如上星}　脊骨_{详见便血}

一法，于项后发际两筋间宛中穴，灸三壮。盖血自此入脑注鼻中，故灸此立止。

便血

中脘　气海

此二穴，灸脱血色白，脉虚弱，手足冷，饮食少思，

---

① 据正文内容补入标题。

强食亦呕，宜灸之，其效如神。

凡大便下血，诸治不效者，但于脊骨中与脐平，按之酸疼者是穴，方可灸之，七壮即止。即至再发，再灸七壮，永可除根。至于吐血、衄血，一切血病，经灸永不再发。

鼓胀

大抵水肿极禁针刺。

水沟_{三壮}　水分_{灸之大良}　神阙_{三壮，主水鼓甚妙}　气海_{气胀、水鼓、黄肿}　阴交_{水肿}　石门_{水肿，七壮}　中极_{水胀}　曲骨_{水肿}　章门_{石水}　阴市_{水肿}　阴陵泉_{水肿}　解溪_{虚肿}　陷谷_{水肿}　然谷_{石水}

以上诸穴，择宜用之。

单腹肿①

肝俞　脾俞　三焦俞　水分　公孙　大敦

虚劳浮肿

太冲

积聚痞块

久痞，灸背脊中命门穴两旁各四指许是穴，痞在左灸右，在右灸左。

铨　按奇俞类，专治痞块，痞块穴，即此穴也。但此穴多开一寸耳，此治痞之根也。

中脘　上脘　幽门　通谷_{结积留饮}　梁门　天枢　期门_百

---

① 单腹肿：《类经图翼》中为单腹胀。

壮，治积气上奔甚急欲绝　章门一切积聚痞块　气海百壮，治一切气块　关元百壮，治奔豚气逆不可忍①　脾俞　三焦俞

上穴皆灸积块，可按证选用。

肺积

名息奔，在右胁下。

尺泽　章门　足三里

心积

名伏梁，在脐上，上至心下。

神门　后溪　巨阙　足三里

脾积

名痞气，横在脐上二寸。

脾俞　胃俞　肾俞　通谷　章门二七壮　足三里前俱七壮

肝积

名肥气，在左胁下。

肝俞　章门　行间前俱七壮

肾积

名奔豚，生脐下，或上下无时。

肾俞

关元瘕癖　中极脐下积聚疼痛　涌泉四五壮，不可太过，炷如麦粒

---

① 《类经图翼》此句为"百壮，治奔豚气逆，痛不可忍"。

气块

脾俞　胃俞　肾俞　梁门疼痛　天枢

长桑君针积块瘕聚，先于块上针之，甚者又于块首、块尾一针，针讫，灸之立应。

心腹胸胁痛胀

太渊　尺泽俱五壮　　上脘　膻中胸痹痛

脾心痛

痛如针刺。
内关　大都五壮　　太白五壮　　足三里连承山　公孙

肝心痛

色苍苍如死状，终日不得休息。
行间　太冲俱七壮

肾心痛

悲惧相控。
太溪　然谷俱七壮

胃心痛

腹胀胸满，或蛔结痛甚，蛔心痛也。
巨阙二七壮　大都　太白　足三里连承山

胃脘痛

膈俞　脾俞　胃俞　内关　阳辅　商丘

腹痛胀

膈俞　脾俞　胃俞　肾俞　大肠俞　中脘脾寒　水分
天枢　石门心下坚满　内关　足三里　商丘脾虚腹胀　公孙

少腹胀痛

三焦俞　章门　阴交脐下冷痛　足三里　气海治脐下三十
疾，小腹痛欲死者，灸之即生　丘墟　太白　行间寒湿

上气胸背满痛

肺俞　肝俞　云门　乳根　巨阙　期门　梁门　内
关　尺泽

诸气痛气膈上气不下

天突　膻中　中府　膈俞

绕脐痛

大肠病也。
水分　天枢　阴交　足三里

胁肋胀痛

膈俞　章门七壮　阳陵泉　丘墟

噎隔诸证

心俞七壮　膈俞七壮　膏肓百壮，以多为佳　脾俞　膻中七

壮 乳根七壮 中脘七壮 天府七壮 足三里

气噎

天突 膈俞 脾俞 肾俞 乳根 关冲三五壮 足三里 解溪气逆噎将死 大钟

劳噎

劳宫

思虑噎

神门 脾俞

诸咳喘呕哕气逆①

咳嗽

天突 俞府 风门俱七壮 华盖 乳根 肺俞 身柱 至阳十四壮 列缺

寒痰嗽

肺俞 膏肓 灵台九壮，不可多 至阳 合骨 列缺

诸喘气急

天突 璇玑 华盖 膻中 乳根 期门 气海 背脊中七椎骨节下穴，灸三壮神效。

---

① 据正文内容补入标题。

哮喘

五哮中，惟水哮、乳哮、酒哮为难治。

璇玑　华盖　俞府　膻中　太渊　肩井_{冷风哮妙，有孕勿}灸　肩中俞_{风哮妙}　足三里

小儿盐哮①

于男左女右手小指尖上，用小艾炷灸七壮，无不除根，未除再灸。

呕吐气逆

膈俞　三焦俞　巨阙_{不下食}　上脘　中脘_{三七壮，治呕吐不思}食　气海　章门　大陵_{呕逆}　间使_{干呕吐食}　后溪_{吐食}　尺泽太冲_{冷气呕逆不食}

哕逆

乳根_{三壮，火到即定，否则不可救也}　承浆　中府　风门　肩井　膻中　中脘　期门　气海　足三里　三阴交

霍乱

水分_{最效}　三阴交_{逆冷}　承筋_{转筋}
转筋十指拘挛，不能屈伸，灸足外踝骨尖上七壮。
附奇俞类
凡霍乱将死者，用盐填脐中，灸七壮，立愈。

---

① 盐哮：证名。属虚哮范畴，多因偏嗜咸酸。

凡霍乱吐泻不止，灸中脘、天枢、气海三穴，立愈。

干霍乱

即俗名搅肠沙也。

急用盐汤探吐，并以细白干盐填满脐中，以艾灸二七壮，则可立苏。

气短

大椎　肺俞　肝俞三穴俱治不语　天突　肩井　内关　太冲　气海气短阳脱　尺泽气短不语　足三里

疟疾

大椎三灸立愈，一日百壮　三椎骨节上灸亦可愈　噫嘻多汗　章门　间使久疟　后溪先寒后热　环跳　承山　飞扬　昆仑　太溪寒疟　公孙为主治　至阴寒疟无汗　合骨

久疟不愈，黄瘦无力，灸脾俞七壮即止。盖疟由寒湿饮食伤脾而然，故灸之甚效。

黄疸

公孙

泻痢

百会久泻滑脱　脾俞　肾俞洞泄不止，五壮　命门　长强赤白杂者　承满肠鸣　梁门　中脘　神阙中气虚寒，腹痛泻痢，甚妙　天枢腹痛　气海　石门腹痛　关元久痢冷痢腹痛　三阴交腹满泄泻

大瘕泄

里急后重。

天枢　水分_{前各三七壮}

肾泄

夜半后及寅卯之间泻者。

命门　天枢　气海　关元

头面七窍病①

头风头痛

百会　上星_{三壮}　囟会　神庭_{三壮}　曲差　后顶　率谷　风池　天柱_{前穴择灸一处，即可愈}　风门　通里　列缺_{偏头痛}　阳溪　丰隆　解溪

面疾

颊车_{面颊肿痛，口急不能嚼，针灸皆可}　地仓_{面颔疮肿}　合骨　列缺　陷谷_{面目壅肿，刺出血立愈}

眼目疼痛

合骨_{痛而不明}　外关　后溪_{头目痛}

青盲眼

肝俞　胆俞　肾俞　养老_{七壮}　商阳_{五壮}　光明

---

① 据正文内容补入标题。

目昏不明

足三里

目眩

通里　解溪

风烂眼

肝俞　胆俞　肾俞　腕骨　光明

耳聋

上星_{治风聋，二七壮}　翳风_{耳痛而聋，七壮}　听宫　肾俞　外关　偏历　合骨

停耳

听宫　颊车　合骨

鼻瘜鼻痔

上星_{流清浊涕}　曲差　迎香_刺　囟会_{七壮，鼻痛鼻痔}　通天_{七壮，鼻中去臭积一块即愈}　百会　风池　风府　人中　大椎_{前穴皆治前症}

鼻渊

上星　曲差　印堂　风门　合骨

鼻塞不闻香臭

囟会_{自七壮至七七壮，灸至四日渐退，七日顿愈}　上星　迎香_刺

天柱　风门

口舌疮痛糜烂疳蚀

颊车　地仓　廉泉　承浆　天突　金津　玉液_{此二穴刺出}血，在奇俞类　合骨　阳陵泉_{治胆热口苦，善太息}

齿牙痛

承浆　颊车　耳垂下尽骨上穴_{三壮，如神}　肩髃_{七壮，随左右}灸之　列缺_{七壮，立止}　太渊_{风牙痛}　鱼际　阳谷_{上牙}　合骨　三间_{下齿，七壮}　足三里_{上齿痛，七七壮愈}　太溪　内庭_{下牙}

喉痹喉癣

天柱　廉泉　天突　阳谷　三间　合骨_{刺五分，立愈}　后溪_{乳蛾}　少商　关冲　足三里　丰隆　三阴交　行间

胸背腰膝病

风门_{胸背痛}　章门_{腰脊冷痛}　腰俞　昆仑_{七壮}　委中_{腰脚肿痛，}刺出血

灸腰痛不可俯仰，令患人正立，以竹杖拄地，量至脐中，用墨点记，乃用度脊中，即于点处，随年壮灸之。灸讫，藏竹勿令人知。

腰膝酸痛

养老　环跳　阳陵泉_{治脚膝冷痹不仁}　昆仑　申脉

筋骨挛痛

三阴交

手足痛

凡人肩冷臂痛者，每遇风寒，肩上多冷，或日须热手抚摩，夜须多被拥盖，此盖阳气不足，气血衰少而然，若不预为之治，恐中风不随等症由此而成，须灸肩髃二穴，方免此患。盖肩系两手之安否，环跳系两足之安否，轻者七壮，风寒盛者二七壮为率，或分二三次报之，但不可过多，恐臂细也。若灸环跳，则四五十壮无害。臂痛不举，后五穴择用之。

肩井　肩髃　渊腋　曲池　曲泽

项强肘痛

后溪

手腕痛

太渊

膝风肿痛寒湿

太冲

受湿手足拘挛

曲池　尺泽　腕骨　外关　中渚

五痹

曲池　外关　合骨　中渚

白虎历节风

膝关

转筋

照海

足内廉肿痛

肩井　三阴交_{三七壮}　大敦

寒湿脚疮

取足跗上二寸许，足腕正中陷处是穴，灸七壮神效。此穴当即解溪也。

二阴病①

梦遗精滑鬼交_{春秋冬可灸}

心俞_{灸不宜多}　膏肓　肾俞_{灸随年壮，其效立见}　命门_{遗精不禁，}_{五壮立效}　白环俞_{五十壮}　三阴交　中极_{随年壮}　中封　然谷

失精膝胫冷疼

曲泉

白浊

脾俞　小肠俞　章门　气海_{五壮}　关元　中极　中封

小便不禁

气海_{兼治小儿遗尿}　关元　阴陵泉　大敦　行间_{治失尿}

---

①　据正文内容补入标题。

疝气

大抵痛甚者为肝疝。

肩井_{癫疝} 章门 气海 归来 冲门 关元_{主癫疝偏大，灸百壮} 急脉 会阴 三阴交 太溪_{寒疝} 太冲 大敦 隐白_{肝疝①}

阑门，在阴茎根两旁各开三寸是穴，针一寸半，灸二七壮，治木肾②偏坠。

一法，于关元两相去各三寸青脉上，灸七壮即愈。

一法，令病人合口，以草横量两口角为一折，照此再加二折，共为三折，屈成三角，如△样，以上角安脐中心，两角安脐下两旁，当两角处是穴，左患灸右，右患灸左，左右俱患，则两穴俱灸，艾炷如麦粒，灸二七壮，或三七壮即安。

茎中痛

列缺_{阴痛尿血} 行间

痔漏

命门 肾俞 长强_{五痔便血最效，随年灸之} 三阴交_{痔血} 承山_{久痔}

凡痔疾肿大势甚者，先以槐柳枝煎汤，乘热熏洗，过后用壮盛男子篦下头垢，捻成小饼，约厚一分，安痔上，又切独蒜片，厚如钱者，安垢上，艾灸二七壮，或三七壮，

---

① 肝疝：《类经图翼》中为脾疝。
② 木肾：指睾丸顽痹结硬，或肿痛。

无不消散。又奇俞一法，灸亦神效。

脱肛

百会三壮

此穴属督脉，为阳脉之都纲，统一身之阳气。凡脱肛者，皆因阳气下陷。经曰：下者举之。故当藉火力以提下陷之气，则脾气可升，而门户固矣。小儿亦然。

又有洞泄寒中脱肛者，灸水分穴百壮，内服温补药自愈。

鬼魅

上星　水沟鬼击卒死　秦承祖[1]灸鬼法亦妙

人中七壮　足鬼眼穴此前二穴治梦魇鬼击

妇人病[2]

血结月事不调

气海　中极　照海月事不行

血崩不止

膈俞　肝俞　肾俞　命门　气海　间使　血海　复溜　行间　中极下元虚冷，血崩白浊

淋带赤白

命门　神阙　中极七壮，治白带极效

---

① 秦承祖：南北朝刘宋时名医，曾任太医令，并奏置医学教育。
② 据正文内容补入标题。

癥瘕

三焦俞　肾俞　中极　会阴　左子宫　右子户

不孕

命门　肾俞　气海　中极　阴廉　然谷　关元_{七壮至百}
壮，或三百壮　胞门子户　照海_{子宫冷}

一法，灸神阙穴，先以干盐填脐中，灸七壮，后去盐，换川椒二十一粒，以姜盖定，又灸十四壮，灸毕用膏贴之，艾炷如指大，长五六分许。

胎屡堕

命门　肾俞　中极　交信　然谷

产难

合谷　三阴交　巨阙

一横逆难产，危在顷刻，符药不灵者，急于本妇右脚小指尖，灸三壮，炷如小麦，下火立产如神，盖此即至阴穴也。三棱针出血，横者即转直。

胎衣不下

三阴交　昆仑

下死胎

合谷_{刺，补之即下}

欲取胎

肩井　合谷　三阴交

欲绝产

脐下二寸三分，灸三壮，或至七七壮，即终身绝孕矣。

小儿病①

急慢惊风

百会五七壮　囟会　上星　率谷三壮　水沟　间使　合谷　太冲　尺泽慢症

脐风撮口

承浆　然谷

一法，以小艾隔蒜，灸脐中，俟口中觉有艾气，亦得生者。

又法，凡脐风若成，必有青筋一道，自下上行，至腹而生两岔，即灸青筋之头三壮截住，若见两岔，即灸两处筋头各三壮，十活五六，否则上行攻心而死矣。

食积肚大

脾俞　胃俞　肾俞

泄泻

胃俞　水分　天枢　神阙腹痛乳痢妙

夜啼心气不足

中冲三壮

---

① 据正文内容补入标题。

疳眼

合谷_{五壮}

重舌①

行间

小儿气弱数岁不语

心俞

口中转屎②

因母食寒凉所致。

中脘，九壮，大人十四壮。

阴肿

昆仑

痫症

古云：惊风三发便为痫，痫为小儿恶症。

神庭_{治风痫吐舌，灸三壮}　前顶　长强_{二穴治一切惊痫}

手足鬼眼，灸之大效。大人病此则名为颠，灸之最良。

外科

发背

心俞_疽　委阳_{一曰在尻臀下一寸六分，大腿上有缝}　骑竹马

---

① 重舌：指舌下红肿胀突，形如小舌者。
② 口中转屎：肠管狭窄、肠闭塞。

穴

左右搭手，加会阳。

乳痈　乳疽　乳岩　乳气　乳毒　侵囊近膻中者是

肩髃　灵道二七壮　温溜小人七壮，大人二七壮　足三里　条口乳痈　下巨虚各二七壮

热毒

大陵

项上偏枕

风门二七壮

胃痈

生于左者胃口疽，生于右者胃口痈。

曲池二穴各三七壮　内关七壮

肾痈

自肾俞穴起。

会阳二七壮

附骨疽

环跳穴痛，恐生附骨疽也。

大陵　悬钟三七壮

骨旋

肘尖七七壮不愈，百壮，此穴即曲池也。

瘰疬

自左自右，择宜用之。

肩髃七壮、九壮、曲池，此二穴乃治病秘法也。

骑竹马穴_{三七壮} 天井_{二七壮} 天池

胸前生者

肩髃　少海　骑竹马穴

腋下生者

渊腋　支沟　外关　足临泣_{颈腋俱治}

以上凡感毒深者，灸后再二三次报之，无有不愈。

瘰疬隔蒜灸法

用独蒜片，先从后发核上，灸至初发母核而止，多灸自效。

又传验方，用癞虾蟆一个，去肚肠，安病上，外以真艾照病大小为炷，于虾蟆皮上当病灸七壮或十四壮，以热气透内方住，亦从后发先灸，至初发者而止。若皮焦，移灸之。灸毕服煎药一剂，量人虚实用之，一服即消，百试百效。不问已溃未溃，经灸必愈。

甲戌岁铨遇一江南客，治一瘰疬，年深不愈者，用一服顿退，二服全消。铨心异之，后又见治一次，并不须二服，而潜消默化，效验更奇。其人落落大方，洒然有物外之致，不数月间，立视得数十金。余素好精求，意必神丹，即愿求焉，乃不轻易传余，余隆礼貌日久，亦不轻易指教。

适归，乃向余要借过盘费，余即借备，送至客寓，客乃慨然有感余礼貌之不衰，欣然传之。嘱曰："此药宜用于艾灸之后，百发百中，但不可轻传人耳。因尔诚敬，故为传之，现有瘰疬重病，尔代余一治，以试神奇。"余照单修合，一江南客，依客之嘱而求余治，照例奉行，一服减去四五，二服痊愈。乃询其由来，一贤医也，其家甚富，最好异学。客愈后，以重礼求谢于余，至今恩情不衰，亦厚之道也。壬午夏，余又治一幼，年十七岁，颈生瘰疬十余核，脓水不干，百法不效。余怜其父一子，许以可治。次日以艾灸十余处，连用二次，不一七而全消矣。嗟乎，药之修合，愈久愈灵，当日传验方云灸毕服煎药一剂，其即客所传余之方与，此方出《青囊书》中，修合药者，另有口传心授，非照单狼藉可以行为，制法宜照《千金》、《外台》，一滴不差，《千金》、《外台》注内，亦云妙法。《千金》莫妄传，治病美法甚多，难出此方之上。

瘰瘤

肩髃，男左灸十八壮，右减一壮，女右灸十八壮，左十七壮。

大椎_{颈瘿}　天突_{治一切初起妙}

身面赘疣

当疣上灸三壮即消。亦有只灸一壮，以水滴之自去者。

瘾疹

曲池

疮疥

风门　　间使　　合谷　　大陵_{胸前疮疥}

毒疮久不收口

凡痈溃后，久不收口，脓水不臭，亦无歹肉者，因消伐太过，以致血气虚寒，不荣肌肉，治失其宜，便为终身之患。须内服十全大补等药，外用大附子，以温水泡透，切作二三分厚片，置漏孔上，以艾灸之，或以附子为末，用唾和饼，灸之亦可，隔二三日再灸之，不三五次，自然肌肉长满，而宿患平矣。

又方，用麦面、硫黄、大蒜三味捣烂，如患大小捻作三分厚饼，安患上，灸三五壮，每三壮一易饼子，四五日后再灸一次，无弗效者。

腋气除根

凡腋气，先用快刀剃去腋毛净，用好定粉，水调搽患处。六七日后，看腋下有一点黑者，必有孔如针大，如簪尖，即气窍也。以艾炷如米大者，灸三四壮愈，永不再发。

五蛊毒注中恶不能食

中脘　　照海_{中蛊毒}

疯犬咬伤

孙真人曰：春末夏初，犬多发狂，被其咬者，无出于灸。其法只就咬牙迹上灸之，一日灸三壮，灸至一百二十日乃止。常食灸韭菜，永不再发，亦良法也。又治一切犬伤，毒气不出者，灸外丘，一日速用三姓人灸所啮处，立愈。

蛇毒

即灸毒上三七壮。若一时无艾，以火炭头称疮孔大小热之。

诸毒

凡蛇、蝎、蜈蚣咬伤，痛极势危者，急用艾火于伤处灸之，拔散毒气即安。或用独蒜片，隔蒜灸之，二三壮换一片，毒甚者灸五十壮，或内服玉枢丹亦妙，或蚕毒、蜘蛛等，灸之皆效。

痈疽隔蒜灸法

凡患背疽恶毒，肉色不变，背如负石，漫肿无头，势必重大。寻头之法，用湿纸拓在肿处，看有一点先干者，即是头所结聚之处。用大独头蒜，切作三分厚片，贴疽顶，以艾于蒜上灸之，每三壮一换其蒜。又有背上初发赤肿，中间有如黄水小米一粒者，有数十粒一片者，尤宜隔蒜灸之。《青囊书》云：外形如粟，内可容谷，外形如钱，内可着拳。慎勿视为微小，致成莫大之患。设或疮头开大，则以紫皮大蒜十余头，淡豆豉半合，乳香二钱，同捣成膏，照毒大小，拍成薄饼，安毒上，铺艾灸之。务要痛者灸至不痛，不痛者灸至知痛。盖痛者为良肉，不痛者为毒气。先不痛而后觉痛者，其毒轻浅，先痛而后反不痛者，其毒

深重。故灸者必令火气直达毒处，不可拘定壮数，昔人有
灸至八百壮而愈者。灸后须随人之虚实，服补中托里助胃
壮气等药，万无一失。盖未溃而灸，则能拔散郁毒，不令
开大，已溃而灸，则能补接阳气，易于收敛。然惟早觉早
灸，方为上策。渊然刘真人曰：毒发一二日者，十灸十愈，
三四者，六七愈，五六日者，三四愈，过七日，则虽灸不
能消散矣。缘其内脓已成，必须针去，方得宽松也。虽然
疽之为病，有五善七恶，临证先须识此。前哲云：五善见
三则吉，七恶见四则凶，倘见七恶，慎勿为灸，徒召谤耳。

又有疔疮一证，其形不一，其色不同，或如小瘤，或
如水泡，或痛不可当，或痒而难忍，或皮肉麻木，或寒热
头疼，或恶心呕吐，或肢体拘急，其候多端，难以尽状。
均宜用前灸法，甚则以蒜捣膏遍涂四围，只露头顶，用艾
着肉灸之，以爆为度，如不爆者难愈。更宜多灸，百壮以
上，无弗愈者。

铨 按阴毒固赖艾火以接阳气，日后易于收敛，阳毒
亦赖艾火以拔郁气，日后不令开大。未溃已溃之间，须当
早灸为高，十可活十，何圣法也。乃今之病疽毒者，既畏
火攻之难受，惟恐用则愈增其痛，而医者不问阴毒、阳毒，
动云既已有毒，艾灸如何可用，用则以火治毒矣。且曰：
火毒攻心，病反难治。病者闻之，益不敢灸。嗟乎！神圣
艾灸之法，不见明于世也久矣。仅仅药饵之功，十难救其
六七，况又无参芪重剂。旁观者俱云解毒，死亦无谤。医
者亦云解毒，死亦无悔。间有用些许二三钱参者，以为道
地在此，不知脓水出多，精血败坏，一木焉能制大厦乎，
及其死后，则有谓参补不宜用者。此等胡说，竟出自高明，

偏足为生疽不服参者，树其党援。既无艾灸之早用，又无参芪之峻补，而犹诩诩然曰吾善治毒也，医也云乎哉。总之疽症之重，与其后来苦楚费力若此，犹且人财两空，何若初起赤肿之时，即为艾灸，在阳分者，易为消散，在阴分者，转阴为阳，即不服参，而但用托里轻剂，重则一月，轻则半月，即全痊矣，何快如之。奇法现在，人多不知，舍近图远，无怪乎其无上工也。况人身营卫经络，无往不贯，稍有凝滞，便成痛楚，至痈疽尤凝滞之最者也。皮里膜外之间，初起未伤藏府，何乐而不可灸，又何乐而不可痛。谚云长痛不如短痛，正谓此也。盖凝滞者，风寒暑湿燥火也，内不得入，外不得出，灸之者，引郁邪之毒外发，火就燥之义也，先圣精妙若此，能知此为治者，思过半矣。

增补五运六气司天在泉南政北政义①

五运

手太阴气绝，则皮毛焦，津液去，爪枯毛折，毛折者，毛先死也。丙日笃，丁日死。

手少阴气绝，则脉不通，血不流，发不泽，故其面黑如漆柴者，血先死。壬日笃，癸日死。

足太阴气绝，则脉不荣，肌肉唇舌，肉软肉萎，人中满，唇反，唇反者，肉先死。甲日笃，乙日死。

足厥阴气绝，则筋绝，筋者，聚于阴器，而脉络于舌

---

① 据目录及正文内容补入标题。

本也，筋急则唇青，舌卷卵缩，则筋先死。庚日笃，辛日死。

足少阴气绝，则骨枯，肉不能着，骨肉不相亲也，齿长而垢，发无泽，骨先死。戊日笃，己日死。

五阴气绝，则目系转，转则目运，目运者为志先死，则一日半日间也，此言五藏五行之气终也。

六阳气绝，则阴与阳相离，离则腠理发泄，绝汗乃出，故旦占夕死，夕占旦死，此言六府六阳之气终也。

铨 按五阴之气，本乎先天之水火也，心系上系于目系，目系转者，心气将绝也。火之精为神，水之精为志，神生于精，火生于水，志死神绝，故死甚速也。

六阳应天之气，根于阴而出于阳，是以六阳将绝，则知阴与阳相离矣，所以不能终天运之一周，而旦占夕死，夕占旦死也。

六气

初之气，厥阴风木，大寒、立春、雨水、惊蛰。
二之气，少阴君火，春分、清明、谷雨、立夏。
三之气，少阳相火，小满、芒种、夏至、小暑。
四之气，太阴湿土，大暑、立秋、处暑、白露。
五之气，阳明燥金，秋分、寒露、霜降、立冬。
六之气，太阳寒水，小雪、大雪、冬至、小寒。
□□□一岁之中，分司六气，而各主有六十天也。

司天在泉

一合天正位司天正南也，二合天右间右寸西南也。

三合地右间右尺西北也，四合地正位在泉正北也。

五合地左间左尺东北也，六合天左间左寸东南也。

此言司天在泉之部位也。

南政北政

戊土运居中，掌南方之政令，曰南政。外四运居四方，□南上坐正北之政令，曰北政。以年□□□□□次第布之。南政逢阴不应，北政逢阳不应。

按 经云："必先岁气，勿伐天和。"不应者，天和之脉也。医不知此，鲜不以为病脉而诛伐，勿过喜功生事，则轻者重，而重者死矣。